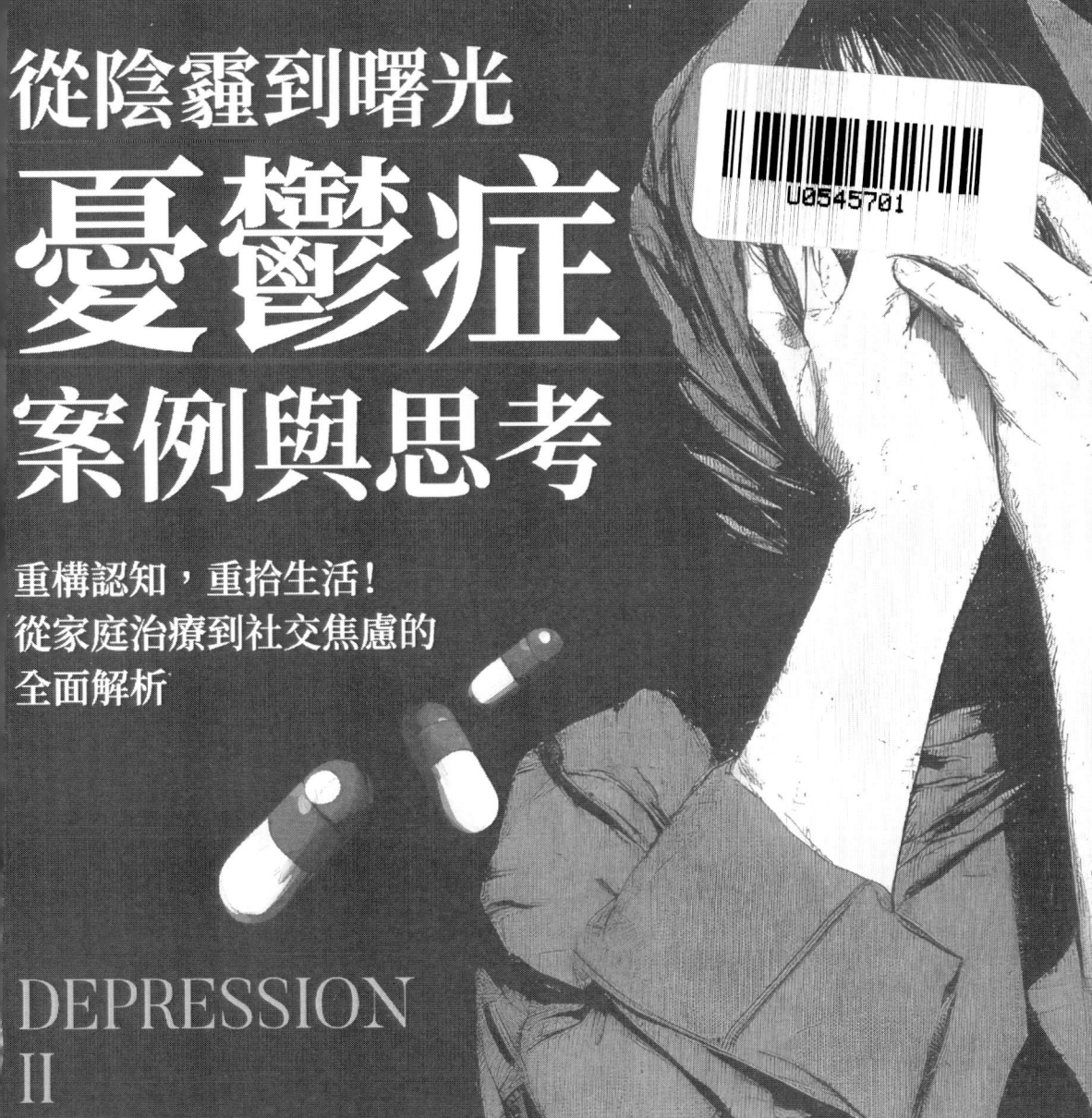

從陰霾到曙光
憂鬱症
案例與思考

重構認知，重拾生活！
從家庭治療到社交焦慮的
全面解析

DEPRESSION
II

◎如何適應大學生活？
◎如何快速融入社會？
◎如何調節憂鬱情緒？

大量真實案例＋詳細理論分析，
提供全面的憂鬱症知識和治療方法

作者患病長達30餘年，10餘年傾力鑽研，1年潛心創作
從憂鬱症患者到憂鬱症研究專家　　　袁運錄，袁媛 著
首次公開獨創的「秋水理論」

目錄

第三篇　實戰與思考

第十九章　案例實戰 ………………………………… 007

第二十章　危機介入 …………………………………173

第二十一章　實踐與思考 ……………………………213

後記

目錄

第三篇　實戰與思考

　　心理學雖然有著悠久的過去，但作為一門專門學科，卻只有百餘年的歷史。包括我在內，很多學者不認為心理學是一門科學。因為心理學屬於一定環境條件下帶有個人色彩的主觀判斷，而沒有被公認的具有普遍真理或普遍定理的運用，或已系統化和公式化了的知識。唯一能說明其合理性和存在的意義，就在於它能否有助於解決問題，能否真正幫助人。

　　秋水理論吸收了國學思維，尤其是易經的陰陽、儒家的格物、道家的無為等古人的智慧。

　　秋水理論不是憑個人主觀臆斷，是作者投入數十年的研究和實踐，是基於幫助過無數的人總結、提煉出來的實戰型心理學理論。

　　實踐是檢驗真理的唯一標準。觀點是否科學，倒是次要，關鍵看實效。重要的是，我的許多來訪者經過一番開導後，欣然投入了生活。

　　具有實戰意義，而非課堂上的宣講，是本書最大的特色。

第三篇　實戰與思考

第十九章

案例實戰

第一節　被貼上精神病標籤後

孩子媽：孩子是高一下學期在升學班突然成績下降，上課聽不懂，他自己說跟同學關係不好，然後我們就帶他去看心理醫生，醫生說她有重度憂鬱症和精神分裂症。吃藥後狀態好轉，去年疫情學業跟不上，就休學了。現在家白天玩手機，也不運動，晚上睡眠差，老是想以前不開心的事。我想請您幫我輔導一下，孩子對心理諮商不抗拒。

諮商師：等晚上看看您孩子的情況，再具體商定辦法。

孩子媽：不會讓您有任何擔憂，孩子就這情況，您要幫我諮商，萬分感謝。我們都希望她好，您是幫助她，不會讓您擔心她的任何事，有我們父母。我也是沒辦法了，準備再帶她到大醫院去看看，一邊吃藥，一邊做心理諮商，做父母的只能盡力而為，孩子這樣自己也難受，盡人事，聽天命吧。

諮商師：如果藥物能穩定孩子的情緒，我建議暫時不要去大醫院求醫，一般醫院就可以。不管哪種心理諮商，都要深入孩子的內心，才能有效果。

孩子媽：孩子思維很清晰。剛開始稍稍有點幻覺，後來吃藥到現在也沒有出現幻覺。她就是懶，自理方面要督促。

第三篇　實戰與思考

諮商師：可以。你們先帶孩子來看看。

孩子媽：萬分感謝！您什麼時候有時間？

諮商師：週六或週日。

諮商師：經過一個半小時的諮商和觀察，我發現您的孩子心裡很壓抑。

孩子媽：你們交流通暢嗎？她跟您說了哪方面的心結呢？

諮商師：主要感覺父母不愛她，對她不好。她說想讀書，就是不能全身心投入，因為老是走神，想那些不好的事情。

孩子媽：今天也是這樣說嗎？她第一次在學校諮商也是說物質滿足了，但她沒感到愛。其實我們是愛她的，養她十歲才有弟弟，去年她騎車摔傷眼角，她爸連夜從外地趕回去照顧她。最主要的是她行為習慣不好，我們會說她，比如不講究衛生，不打招呼，總是一個人獨食。我說她，她就說我：「弟弟這樣吃，你都不說？」其實我是教她以後到外面不能這樣吃，因為她長大了。這種情況，您還建議我到大醫院開藥嗎？

諮商師：她的情緒波動很激烈，需要藥物穩定，但不一定要去大醫院，就近到精神專科醫院就診就可以。孩子需要心理輔導，更需要打開心結。比如改變看問題的角度，這是心理矯正的關鍵。根據我個人的分析和辨識，孩子雖然有憂鬱現狀，但應該不是憂鬱症。孩子只是跟你們鬥氣，才弄成這樣。這從她的行為表現可以看出：非常亢奮，起坐不安，不停走動，說明孩子心浮氣躁，心裡堵了很多負面情緒。我講解了情緒堵截和發洩的原理，讓孩子明白情緒的規律。

孩子媽：去年騎車摔倒，醫生說是吃了藥後軀體反應開始變慢，然後坐立不安，有些不好的行為。剛開始仔細觀察，她會喃喃自語。問她想什

第十九章　案例實戰

麼？她又說沒什麼，有時想事情時一個人微笑，後來這些都沒有。感覺她的思維邏輯還是清晰的。您說到了關鍵，感覺她就是在跟我們對抗，一說她，就說叫我們不要管她。這次也是故意在外流浪了幾個星期。

諮商師：從她的笑聲和來回走動，異常亢奮，甚至出現一些幻覺來看，容易為醫生的診斷帶來錯覺，以為她有精神分裂。有時候自言自語，是每個內心有衝突的人，包括正常人都會有的。人在特定環境下也會出現幻覺，但不能就此判斷精神有問題。我跟孩子對話時，孩子有說有笑，思維清晰，邏輯正常。

我問孩子：「你是否覺得自己有精神問題？」孩子說：「沒有啊。」

我又問：「那別人，包括醫生為何會認為你有？」孩子不以為然地說：「也許他們看到我與眾不同吧。」

我再問：「你現在有沒有服藥？」孩子說：「沒有。」孩子的父親也說她最近沒有服藥。

「為什麼不服藥？」我問。孩子回答說：「藥有副作用，怕傷害自己。」

顯然，孩子的思維邏輯沒有問題。我認為，孩子精神應該沒有什麼問題，有問題的是她的情緒沒有管理好，才導致行為異常。這需要正確的心理輔導和穩定服藥，包括你們夫妻對孩子的態度、認知都必須改變。

孩子媽：好，您說得很專業，等我們夫妻商量後再決定。

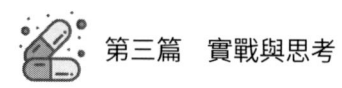 第三篇　實戰與思考

第二節　假裝精神病是什麼體驗？

　　我接到了一個離奇的案例，一個十分健康的高三男生，因為假裝自己有精神病，被送進精神病院住院近三個月，並且接受一家心理機構十幾次的心理諮商。前後一年多時間，醫生和老師竟然沒有發現孩子的心理和所謂精神問題都是假裝的。元宵節後，家人正準備把孩子送到大城市的大醫院，以便尋找更好的治療。爸爸媽媽、爺爺奶奶、外公外婆，對孩子的問題都感到痛心疾首。

　　元宵節前兩天，在一次飯局上偶遇，一位老朋友問我這些年在做什麼，我如實答覆。他記下了我的電話，晚上就打來電話給我，想請我幫他親戚的孩子化解一下心理問題。我簡單問了一下孩子的情況。

　　孩子在地方醫院八次被診斷雙向憂鬱，年前在精神病院住院幾個月後回家過年。現在，孩子每天都窩在家裡不出門，看動漫，玩手機，爸爸氣得不願回家，媽媽以淚洗面，爺爺奶奶和外公外婆也是魂不守舍，食不甘味，親戚都隔三差五詢問孩子的情況。

　　我答應朋友去孩子家看看怎麼回事。上午我如約前往，和孩子本人、孩子爸媽見了面。孩子身體很健壯，見到我，彬彬有禮，而且春風滿面，目光炯炯有神。下面是我和孩子的對話。

　　諮商師：你好，你叫什麼名字？今年多大了？高幾學生？

　　孩子：我叫李文（化名），今年18歲，高三學生。

　　諮商師：你願意到精神病院接受治療？

　　李文：願意啊。有病不就得治療嗎？

第十九章 案例實戰

諮商師：醫生幫你做了詳細檢查嗎？

李文：做了，叫我做了許多答題。在醫院和精神病院都有做各種檢查。

諮商師：你能說說自己患病的經過嗎？

李文：去年初，因為考試出現了意外。考前有些頭暈，想拉肚子；考試中，頭暈更厲害，想拉肚子，無法集中注意答題；考試後，感覺很不爽，不知道自己究竟是怎麼了，關鍵時候身體這麼不爭氣？

諮商師：然後呢？

李文：家人就帶我去當地醫院做了各項檢查，但查不出任何身體問題。於是我就到網路上去搜尋，看了很多專家的答覆，有些專家的答覆和我的症狀十分吻合。

諮商師：(我盯著李文的臉，做了個鬼臉)，然後你就按圖索驥，想替自己套個什麼病吧？

李文沉默不語。

諮商師：我看你好像沒有什麼精神上的問題。你說的所謂考試中的生理異常(比如頭暈，肚子痛)，都是人的應激反應，屬人之常情。上大學的時候，我在臺上表演吹笛子，小便失禁，當時我羞愧萬分，可現在想來，那是因為我過度緊張的結果。

人的神經系統在遇到較大刺激的時候，容易失去平衡，導致生理性紊亂。比如心情好，胃口就好，否則就差。這些生理反應跟人的心理變化息息相關。我希望你能告訴我真話，我不僅是心理學專家，同時也是警察，能辨別真假。我知道你心裡有委屈，你似乎有很多故事想說。

李文：(抓抓頭皮) 其實，我撒謊了！我在網路上查詢自己的問題的時候，找到一些專家的介紹，說有種叫「雙向憂鬱症」的精神問題，會出

011

第三篇　實戰與思考

現一些身體症狀，這種病也十分切合我身上表現出的一些異常反應，也符合我的個性。關鍵是，如果得了這種病，就不宜學習，需要休息和放鬆自己。因為我感到讀書很難受，所以我不想再讀書。於是，我就開始按照網路上對「雙向憂鬱」的描述，把自己裝成憂鬱和躁狂的樣子。比如突然放聲哭叫，突然緘默不語，突然把自己關在衣櫃裡不出來，假裝瑟瑟發抖，目光無神，表情木呆，有時候自語，有時候謊稱聽到有人在說我壞話等等。

諮商師：孩子媽怎麼看呢？

孩子媽（驚訝得半天說不出話，定了下神）：當時看到孩子那樣，我們都慌了，就把孩子帶到醫院精神科，醫生說孩子有些輕微憂鬱，回家可以自己調理。

李文：為了瞞過父母，回家後我就按照網路上的精神問題的症狀，故意再裝嚴重點，裝得唯妙唯肖，家人更加相信了我有精神問題。於是又帶我去了另一家醫院繼續做各種相關檢查和診治，我也非常順從去做。

大約半個小時的詢問，孩子把自己的問題，包括家人如何救助他的經過和盤托出。至此，真相大白，孩子壓根沒有所謂的精神問題，都是因為厭學而採取的自我保護。

幾天後，孩子爸爸找到我，我對他進行了一番輔導。高壓情況下，許多孩子要麼叛逆頂撞家人或離家出走，要麼憂鬱自傷，而你的家庭還算幸運，孩子只是假裝精神疾病，讓家人們虛驚了一場。我問他，如果二選一，你說你願意孩子是前一種，還是後一種狀況呢？這位望子成龍的父親立即說：當然是孩子現在的情況。

孩子的父親開始意識到自己的問題所在，並連稱自己以前做錯了，對

第十九章 案例實戰

不起孩子。

知錯能改，善莫大焉，希望父母不要再逼迫孩子。孩子為什麼要裝成精神病？是因為他遇到了前所未有的學習障礙。前面又有刀山火海（學業屢屢受挫），後面有「敵人」追殺（親人的督促和期待），怎麼辦？出於自我保護，孩子這才想到了最原始的辦法——裝病，企圖金蟬脫殼。

這下可把家人害苦了，當然最難過的還是孩子本人。因為裝病就得逼真，否則就會穿幫。所以孩子時刻小心翼翼，甚至不惜兩年住進精神病院接受所謂的「精神治療」。

每天看到自己父母和親人愁眉苦臉，心如刀割。可是孩子現在已經是騎虎難下，裝不是，不裝也不是。繼續裝，又怕親人受傷太重，坦白交代，又怕親人們責怪。就這樣每天活在心理衝突和後悔、自責、痛苦的煎熬之中不可自拔。

此案例讓我震驚，更讓我感到非常痛心。一個沒有精神問題的孩子竟然被精神病院確診為精神病，三番五次走進醫院精神科檢查和就診，在精神病院竟然一次住院近三個月。

不妨想想，這究竟是一種什麼樣的體驗？要不是孩子今天如實向我回應，我真不敢相信這是事實。當我看到孩子和他的媽媽抱在一起喜笑顏開，我真的很感動。這不是什麼心理諮商，因為孩子根本沒有心理問題，我只是用良知告訴他們真相。

我不由地陷入思考：一是孩子為什麼要撒下這個彌天大謊，裝成精神病？撒謊的背後是不是有不得已的苦衷？家庭、社會和學校在其中各自扮演了什麼角色？如果家長不往死裡逼孩子讀書，不死死盯住孩子的學業成績，孩子也許不會這樣。

第三篇　實戰與思考

　　如果教育機制不把分數看成唯一優勝劣汰的指標，或許就沒有那麼多的好孩子趴下了。如果社會不把學歷視為人才競聘的標準，或許家庭和學校也不會過度強調分數，一些優秀學生也不會被如山的壓力給壓垮。

　　精神科醫生為什麼不能早日識破孩子的詭計？連真假都辨不出，現有精神疾病的診斷和評估機制是否合理？是否存在漏洞？是否需要改進？

　　假如刑事犯罪分子被抓後也假裝精神病，瞞天過海，我們的精神病鑑定機制豈不成為犯罪分子逃避法律打擊的保護傘？

　　我又是怎樣「識破」孩子的偽裝的？

　　一是眼神交流，二是敘事的邏輯性，三是描述的準確性，四是肢體表情，五是問題的因果關係，六是思想動機問題。比如，孩子把自己網路上「按圖索驥」、出現所謂幻覺、妄想和把自己裝進衣櫃裡的前前後後敘說得很詳細。要知道，精神失常都是在失去意識的前提下發生的，比如妄想和自語，患者自己都不知道，就如一個人喝醉了說過什麼，做過什麼大都不清楚。

　　如何制定科學的鑑定機制？我們應該注重源頭（比如所處背景、思想動機等），還是末尾（比如生理和行為異常表現）？

　　之所以要分享這個案例，就是想讓孩子的教育問題和心理或精神評估機制引起社會的重視。我們在課堂上或網路上接受的心理諮商的教育，是否落實到自己具體的諮商實踐中？

　　道德和良知是心理諮商師的底線，維護患者的切身利益，應該成為心理諮商的最高倫理法則！

第十九章　案例實戰

第三節　家庭心理治療實錄

一天下午五點，一位父親開車過來接我，要我看看他的兒子。男孩雖然不是精神病，但輟學在家，白天睡大覺，晚上玩手機，不與任何外人接觸。父母說他，他就默不作聲，家人無可奈何。

大約五點半，我們到了孩子家裡。我在男孩房間看了一會，地面十分乾爽，我建議在這裡開一個家庭會議。家裡四人參加，分別是男孩的爸爸、媽媽、姐姐和男孩。

爸爸是一名木工，小學畢業，性格耿直；媽媽是家庭主婦，國中畢業，性格內向；姐姐是一名高中教師，活潑開朗；男孩高三輟學。因為家庭系統出了問題，我讓家庭四個主要成員一起參加這次心理介入。

一、長板凳的祕密

我把一條長凳擺好，讓男孩坐在一端，其他三人一起坐在另一端。由於板凳兩頭重量懸殊太大，很快男孩坐的這一頭翹了起來，男孩四肢懸空，頓時有種無用和失重的感覺或體驗。這意味著，男孩被其他家庭成員溺愛、寵著，主觀能動性被架空，變得沒責任和擔當了，成為一個名副其實的「媽寶」或「巨嬰」。

解決的辦法：家庭其他成員學會放下，對孩子賦予責任。家裡的事，該叫他做的就叫他做。

二、先答應下來

先答應或滿足孩子的要求，才會有事好商量 —— 實現對話和溝通。

第三篇　實戰與思考

比如夫妻之間，如果你想透過打罵或命令的方式讓對方接受你的觀點，恐怕門都沒有。雖然暫時你可以逼著人家按照你的要求去做，但過後，他會因自己的慾望得不到滿足而憤憤不平。

人有兩個腦，一個管情感，另一個管思維。當人的情感活躍的時候，就是感情用事的時候，人就失去理性了。要讓自己有理性，就要讓感性腦靜止下來，就像法官。比如我家孩子，第一次穿警服站在馬路上協助指揮交通，很多路過的親朋好友跟他打招呼，但他視而不見，假裝不認識。此刻孩子認為自己正在執勤，代表的是法律，法律神聖不容侵犯，一切情感都例外。顯然，那個時候，活躍的是孩子的理性腦，而不是感性腦。

三、被道德綁架後

我跟他們講了一個案例，說的是一個自稱「善良」的女人到廟裡找高僧解惑。師父聽完她的細說後，說她是一個惡人，說她只會用道德，比如「我一切都是為你好」來綁架自己的丈夫或孩子，導致對方無法反擊，也無法接受，最後不得不離家出走。

要知道，真正的善良，不是獻愛和關心別人，而是放過別人。你是你，孩子是孩子。雖然你們同在一個家庭，但各自都有不同的思想和情感。如果你想把孩子或丈夫當作自己的褲腰帶一樣牢牢拴住，據為己有，對方怎麼會開心？家庭怎麼能不出問題？你們都有自己的房間吧？房間藏著個人的一些隱私。每個人都有獨立的自我，你希望別人不經你的允許貿然闖入你的房間嗎？

男孩搖搖頭，姐姐也搖搖頭。我盯著孩子的爸爸：你喜歡晚上有人打擾嗎？孩子爸爸連忙搖頭。每個人都希望保持一個相對獨立的空間，對吧？如果有個人總是干預你的生活，你會怎麼樣？很難過吧。

第十九章　案例實戰

真正的善良就是要放過別人，尊重別人的選擇。不然，別人痛苦，自己也會痛苦。這個時候，媽媽對男孩說：「好啊，從此以後我放過你，一定放過你，不再干預你的私事。但媽媽希望你要好好加油，希望你從此振作起來，保護好自己的眼睛，不要熬夜看手機，希望你⋯⋯」

看吧，媽媽一口氣提了這麼多希望，叫孩子不要這樣，不要那樣，這還不是干預別人嗎？

媽媽問：「我提出的希望也是干預？」

你希望孩子不要做這個，不要做那個，還不是提要求？你們對孩子的希望和要求其實就是一道道命令，是架在孩子脖子上的無形枷鎖，是鎖在孩子頭上的緊箍咒。

到廟裡求助和尚的「善良」女人，也只是對他孩子和丈夫提要求，叫他不要去網咖，不要去外面喝酒，更不要和別的女人在一起，這都是善意的希望。她也沒有個人的目的，也是為這個家庭著想。

其實這些要求，就是用道德對丈夫行為自由的限制，對孩子天性的扼殺。道德綁架會讓人窒息，讓人感到很難過。因為他知道你說得有道理，所以無力反擊，只有轉過頭來攻擊自己 ── 讓自己內心受傷。你老是說他，左一句右一句的嘮叨，就像蚊子一樣在人耳旁嗡嗡響，讓人抓狂，所以孩子常常會捂著耳朵說：「我不聽！我不聽！」

人的器官都有趨吉避凶的功能，慢慢地他的耳朵就關閉了。為什麼有人會選擇性失聰？你總是叫孩子不要這樣，不要那樣，他就會不知所措。孩子這樣做你也說他，那樣做你還是責怪他，最後他就什麼都不會做了。當一個人想去做某件事（慾望），又怕去做某件事（恐懼），行為就會僵持。

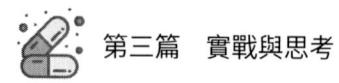
第三篇　實戰與思考

四、家長要反思

我問孩子爸：「在對待孩子的思想和方法上，你覺得自己要不要做些改變？」

孩子爸說：「我對兒子沒有怎麼管過，幾乎每天早出晚歸。」

我說：「我到你家來了三次，發現你家裡缺少一種應有的生機，有一種陰冷的感覺，按理現在是春暖花開的季節，這可不好。你難道不能做出一些改變，為這個家帶來一點快樂和正能量？」

孩子爸若有所悟地說：「回家後講些笑話，或者幽默一把？」

我問姐姐：「你說因為怕輻射，所以睡覺時總是關閉路由器。這讓你弟弟很生氣，因為他晚上需要網路。你不知道越是壓制人的慾望，慾望會越強烈嗎？」

媽媽表示今後再不干預孩子，也不提出任何希望和要求。

我問男孩：「有沒有自己的人生目標或追求？想不想活得有尊嚴？」

孩子說：「當然有啊！當然想啊！」

我說：「尊嚴或體面不是父母和家族給你的，而是靠自己賺取來的。你說窩在房間不出來，覺得很舒服，就跟老鼠待在洞內覺得安全，因為外面到處都是危險。你在房間裡可以看小說，麻痺神經，可以玩遊戲，睡大覺，這樣可以讓你不想那些傷心的事。

「事實上，每個人都不願意被人揭開傷疤，所以你不想回到過去。你媽總是跟你講這講那，鼓勵你，激發你的鬥志，但你最厭惡那些成功勵志的話，對吧？因為這些都是你的痛點。」

孩子說：「對對對，我最討厭聽和看那些勵志的話。諸如『少壯不努

第十九章　案例實戰

力，老大徒傷悲』、『要成功，多吃苦』，我最討厭他們講誰讀書努力，誰的成績好……」

我說：「是啊，這些耳熟能詳的話你都聽出了老繭，因為你都明白。為什麼你難過的他們還要說？因為家人不懂你的心。為什麼你難過？因為這些話都有道理，但你因為自己力不從心，做不到。你現在跟同學之間有很大落差，因為你在裡面（精神病院）待了很久，多少都會受到影響，是吧？當那些不良畫面閃現在你的腦海，很容易和現實的處境交織在一起，讓你看書學習時注意力不集中。

「如果媽媽叫你用心去看書，叫你不要想這想那，其實道理你也知道，你也想好好讀書。你看小說，玩遊戲，看動漫，包括你提出買鞋等都會刺激你的神經，讓你暫時不會想那些傷心的畫面，對吧？媽媽抱怨你買了很多運動鞋，大多穿都沒穿，就擱置一邊，浪費啊。其實，很多時候，搞點破壞也是一種安慰，會讓人覺得舒服點，壓抑的情緒會得到釋放。至少鞋子買來後，會讓你得到一種快感，對吧？至少，孩子對媽媽提出買鞋，說明他還有向外攻擊的底氣。

「如果孩子對家長什麼都不提，包括你斷他的網路，你罵他，你說什麼他都逆來順受，甚至他總是說：『對不起！對不起！都是我的錯！』如果這樣，悲劇真的來了。說明孩子已經完全失去了防禦能力，攻擊的方向完全朝內，最後的結局可能就是毀滅。這就是可怕的單向憂鬱。

「孩子現在就如一艘受傷的戰艦，它在打仗的時候被損壞了，需要停泊在港灣修整一段時間。磨刀不誤砍柴工，讓他放鬆自己，他想睡就睡，想玩就玩。其實，孩子並沒有放棄理想，沒有放棄自己，他只是待在家裡自我修整。當他想清楚了，調整好了以後，自然就會出來，不用別人催促。

第三篇　實戰與思考

「面對這種情況，家長怎麼辦呢？放空自己。每個成員做好自己的事，包括做媽媽的要帶頭理解。媽媽可以去外面玩，去公園運動，去做別的事。而且我發現你的臉總是陰沉著，心事重重。做爸爸的也不陽光，這可不好，很容易感染家人。但今天我看到你女兒燦爛的微笑，讓我看到一點點光。

「按理，孩子現在不是精神病，你家裡應該歡天喜地擺上幾桌吧？雖然父親也說是天大的喜事，但你們卻沒有表現出應有的開懷和愉悅。這不好！你們緊接著又開始對孩子窮追猛打。在你們看來，既然孩子沒有病，那就得走入正軌，像正常孩子一樣念書和生活。於是你們又開始用『善意』的要求去逼孩子。

「孩子怎麼辦？孩子沒辦法，也無力招架，只有默不作聲裝傻。為了麻痺神經，他只有關起門來做自己的事，黑白顛倒（白天睡覺，晚上玩通宵），看動漫，玩遊戲，是吧？

「孩子生活遇到難題，或者受委屈了，能像大人那樣喝茶、喝酒、找好友聊天，來抒發壓抑的情緒嗎？不能吧？

「父母一定要理解孩子，不要干涉對方，對孩子表現應有的尊重。當然，叫你們不管孩子，並非叫你不弄飯給孩子吃。你們出去玩，出去工作，不替孩子留點錢，留點吃的，孩子怎麼生活啊？

「你們每個家庭成員做好自己的事，給男孩適當的活動空間。

「當你們不在的時候，他就會從房間裡出來，他自然就會想自己應該怎麼辦。他又不是傻子。

「常言說：上半夜想自己，下半夜也會為別人想想。等孩子自我修復好了後，心裡不再有悲傷，就會站在家人的立場去考慮，包括家人最關心

的前途問題。孩子就會思考:『我應該怎麼辦?我要為我的人生負責。怎麼負責?當然要讀書啊!』」

五、領悟之路

最後,我跟他們講了「悟空」的含義。房間太小,塞滿了雜物,外面進來了一個人,都會覺得難受。反之,如果房子很寬敞,進來很多人都不覺得擁擠。摩擦就會起火。在狹小空間相處,容易發生矛盾,不是嗎?如果每個人互不相干,哪有矛盾?一個人只有登高才能望遠,才能一覽眾山小,才會藐視腳下的世俗。見多識廣,多見不怪,少見多怪。見識多了,人的心胸自然就會變得寬廣起來 ── 這就是「領悟」。

放過孩子吧!不要把眼睛盯著孩子,否則孩子就會退縮,就會自閉,就會靜默,就會變成你擔心的問題孩子。

第四節　日本憂鬱症者的求助

山豐(化名),韓裔日本人,52歲,大學畢業,實業家,家住日本大阪市,憂鬱症患者。28歲時他就把家族企業打理得井然有序,使之成為大阪市的知名企業。可是在他進入40歲的那一年,命運似乎跟他開了一個玩笑。僅僅是一個偶然的原因,一下就把他打入了「地獄」,讓他患上了嚴重的憂鬱症,而且越來越嚴重,十分悲觀,不敢見人,也無法工作,社會功能幾乎完全退化。

他的妻子找到了我。

第三篇　實戰與思考

　　來訪者：袁老師，你好，我是一名日本華人，我老公是日本人，我們住在大阪市。他患有嚴重的憂鬱症，這麼多年一直在尋找治病的良方，但他拒絕服藥，因為他知道藥物只能緩解症狀，不能治心和治本。雖然日本有很多機構在做心理諮商服務，尤其是森田式的心理介入，但我老公說，他之所以對內觀療法和森田療法不太認同，是因為它們太籠統化，針對自己的狀況不是太多，怕失敗後就徹底不行。於是我就幫他尋找這方面的老師，看了很多文章和影片，也聽過不少音訊檔案，都不能入我老公的心，漸漸我們也放棄了。

　　老公知道自己沒救了，叫我帶著孩子們離開，不要管他。說實話，離婚協議書我們都寫好了，但當我看到他一個人孤苦伶仃，我又不捨。

　　有些事情就是緣分，那天無意間，我瀏覽網站，聽到一個老師的音訊檔案，請別介意，剛開始我就當網路上的那些騙人的東西隨便聽聽，但聽了之後感覺不是，和以前聽到的不一樣，這裡有血有肉。

　　昨天我向他翻譯了你的音訊檔案，他說你把話都說到他的心裡了，對你十分認可，也非常需要得到像袁老師一樣的心靈導師的幫助。如果你對他現在的症狀有什麼見解，可以指導我嗎？我應該走什麼樣的程序才能請你諮商？我們需要的是一位可以真正引導他可以走出來的老師。

　　諮商師：既然你先生相信我和秋水理論，你就不必悲觀，相信天無絕人之路，船到橋頭自然直，相信善心必有好報。只要你和你的先生願意接受秋水理論的指導，只要你能把我的意思翻譯給他聽，他就會走出來。因為秋水理論曾經讓許許多多陷入憂鬱的迷宮、對生活失去信心的人重新挺立起來，找到了回家的路。

　　來訪者：袁老師，昨天特別感謝你，但是我忘記問你一個問題，你能

第十九章　案例實戰

告訴我嗎？我應該怎麼辦才好？比如，我的那些舉動影響到他，導致他的反感，或者他發怒的時候，我應該如何對待才好？順從？認錯？強硬的態度或者無視他？

他說是我的原因導致他發病的，我真是無奈。我每天都生活很謹慎，但是能維持多久我也不知道。我很困惑，袁老師，你能理解我的心情嗎？看著他難過我又心疼，但是我這樣過，我怕我也倒下，孩子們怎麼辦？我的父母怎麼辦？

諮商師：我能理解你現在的處境，更能理解你現在的心情。你老公現在有一種無力感，他自己也不希望這樣，他一直在努力掙扎，但就是掙扎不起來。你說一個大男人誰願意一天到晚躺在床上像個廢人一樣？所以他自己更難過，更想生自己的氣。他罵你，生你的氣，並非真的生你的氣，他其實就是想罵自己。

當他把憤怒的子彈射向你，把壓抑的情緒發給你的時候，就能夠減輕他內心的痛苦，就可以消減他的憂鬱。站在這個角度說，這是好事。但問題的關鍵是，你會因此承受龐大創傷，因此你自己也要接受心理介入。這種心理危機當然跟你老公生病有關，包括你的父母對你的期待，更有孩子們的成長對你留下的壓力等，這些都是你不可忽略的。

你現在面臨的處境我非常理解。如何對待這個家庭，如何對待患有憂鬱症的另一半，你現在非常矛盾。這好比是波濤洶湧、激情澎湃的黃河，讓人感到驚駭、恐怖。你現在和你老公相處，就好比和一條時而冬眠、時而甦醒的蛇在一起。一不小心，你也會被他傷到，但你又不能打他，傷他，因為他是你老公，是孩子們的爸爸，所以你面臨著兩難的選擇：既怕傷害他，又不願傷害自己。你現在是這個家的棟梁，你倒了，你的父母怎

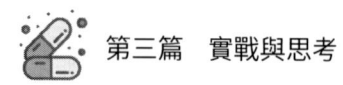

第三篇　實戰與思考

麼辦？兩個不到十歲的孩子怎麼辦？你老公怎麼辦？

所以你一直生怕自己倒下來，我也非常理解你，理解你的處境。與其說是你老公需要心理諮商，不如說你自己現在就必須得到心理援助。你老公現在的情況，首先一定要從原理上明白，他現在把情緒發給你，把怒火攻向你，說明他還有底氣，還有反擊的力量。重要的是，他沒有攻向自己，說明他的憂鬱得到緩解了，有救了。否則，憂鬱加重了，就更加難辦，它容易導致極端情緒。

患者的脾氣都不好。如果你真愛他，就要允許他把壞情緒發洩出來，這樣才有利於他的康復，因此，你得給他時間。空閒時，你多聽一些傷感音樂，只有同頻的音樂才能與你內心的悲傷產生同理和共鳴。

你要學會發自內心地包容他，而不是自己忍氣吞聲，否則適得其反。只有先救贖自己或者放過自己，你才能救贖或放過別人，反過來，別人才會等價地回報你或放過你。

如果你總是以為，我對他這麼好，他還對我這麼發火？你就錯了。他現在不是對你發火，而是對自己發火，這樣的話他的心裡才舒服。這對一個病人，尤其心理病人的康復非常關鍵。

只要讓他心裡好過一點，他才有可能走出來，這個家庭就有救了。一定要允許他釋放負面情緒，這是幫助他恢復健康的最好良方。你現在生氣不是，不生氣也不是；這樣不是，那樣也不是。你該怎麼辦呢？

他現在渾身帶刺，只要醒來，就會到處挑刺，就想刺激你。因為他心裡很難過，恰好你又在他身邊，你自然就成為他攻擊的對象。如果你明白我的話，讓你先生釋放負面情緒，比服任何藥都要管用。

心裡很難過，他總要找一個出氣筒，你就當他的出氣筒。這雖然對你

第十九章　案例實戰

不公平，但這又是幫助病人最好的藥方。如果你做得完美無缺，反而不好，因為他找不到攻擊你的理由。一個有憤怒的人，如果找不到攻擊的目標，他只能攻擊自己，這個後果是很危險的。

你可以在他面前表現差一點，甚至故意裝點傻，目的就是讓他抓到你的把柄好罵你。當然，你得事先有充分的心理準備，明白自己這樣做是為了幫他治病。理解這種病人攻擊別人是好事，所以你要故意讓他發發脾氣。為此，你不要做得太好了，不要事事做到完美，不需要處處小心謹慎，更不需要時時哄著他，該怎麼生活就怎麼生活，他愛發脾氣就讓他發脾氣，哪怕是讓他摔一、兩個小碗都沒關係。儘管你會因此感到憤怒和難過，但你要知道這都是合理的情緒宣洩。

來訪者：袁老師，我覺得我能做的都做了呀。我真的很難過，我心疼他，卻又讓自己忍受他肆意的謾罵。我以前是個很開朗、很愛笑的人，但現在每天活在痛苦之中，每天都想哭。

諮商師：他不需要你的同情，也不想看到你為他忍氣吞聲，他需要你真正理解他。

來訪者：老師，你說的話怎麼和他一模一樣啊？我就是不懂，就這樣大呼小叫的，要我怎麼理解他？他說我驕傲，說我目中無人，說我強勢，說我把他當垃圾。

諮商師：我說的肯定和他想的是一樣的，因為我也得過憂鬱症，我的話當然跟他一樣。本來我也可以幫你先生打開心裡疙瘩，讓他走出來，可是我們語言不通，又隔山隔水那麼遠，很難幫到他。你為什麼那麼難過，因為你看不懂他，不懂憂鬱症。你做得再好，也不能讓他滿意，因為你只是以正常人的思維去看問題，去看他。比如你為他和這個家付出了那麼

第三篇　實戰與思考

多，覺得自己很委屈，你沒有想到，其實他比你更委屈。他只須你一句理解的話，別的什麼都不需要。

你老公之所以變成今天這樣，不是一天兩天，而是經歷漫長歲月的演變。你老公就像孫悟空的火眼金睛一樣，目光如炬，在他眼裡似乎都是「妖怪」，所以他受不了，只有掄起金箍棒去打。在凡人眼裡的好人，在孫悟空的眼睛裡就是白骨精。面對明察秋毫的老公，你的日子肯定不好過。

認知療法，必須讓來訪者看到其病症背後的因果關係。不僅要清楚病症的心理和生理之間的互動關係，更要洞識與病症相關聯的社會環境的真實面貌，以此來反觀自己以前是如何處理與自然、與社會之間關係的態度。只有解決這幾個問題，患者的心理才能真正得到平復。

來訪者：袁老師，早安。我老公說，他寫給你的概略（自我介紹）要是有什麼疑問，他可以跟你說。如果翻譯不通順的地方，我可以再翻譯給你。他十分相信你，袁老師。

諮商師：他寫的日文內容，透過線上翻譯，基本意思我已了解。你老公相信我，其病就能好一半。

來訪者：他說現在主要是痛苦，害怕每一天的開始。

諮商師：是的。每次都是輪迴，他的靈魂似乎都被魔鬼牽著走，難以自控，這是非常痛苦的事。你老公的痛苦，不僅僅是因為現實生活暫時無法排解的打擊，更大的煩惱和痛苦應該是源於他對煩惱的煩惱和對痛苦的痛苦。

正常人排解煩惱和痛苦的方法是，帶著痛苦和煩惱去工作、去生活，在工作和生活中消除煩惱和痛苦。而你老公則相反，他想先排除煩惱和痛苦後再去生活和工作，結果反而被痛苦和煩惱牢牢抓住，不可自拔，這是

他最大的痛苦所在。企圖等自己沒有煩惱和痛苦後再去工作和生活，是一輩子都等不到的偽命題。就像 1 除以 2，再除以 2，再除以 2……永遠除下去都不能等於 0。

來訪者：袁老師，你真厲害。

諮商師：你現在要做的，就是開始替他補充正能量。獲取正能量的途徑有很多。

一是奉獻愛心。學會先捨後得。只有把自己的正能量先捨出去，才能獲得更大的正能量。

二是運動。運動本身就是先釋放正能量，後獲得更大的力量和正能量。

三是接受陽光。直接從大自然裡接受正能量的照射，增加正能量。

四是觀看正能量的文字或影音。每一天感受溫暖，洋溢感動，慢慢就會累積正能量。

五是面對現實。到害怕的地方去，逐步脫敏。

第五節　孩子逃學之家庭治療

某個週六，男孩在父母的陪同下來工作室找我。

我問男孩什麼情況，男孩說，多慮，總難以在錯與對的評判中做出決定。比如他對父母的言行、父母對他的管教，包括父母平日對他說的話究竟對還是錯，他搞不懂，一直很糾結。

第三篇　實戰與思考

　　看這孩子不停地站起來看看這裡，看看那裡，坐立不安，就知道他心裡一定悶得慌。男孩的眼睛不敢看我，他說他認識我，去年我在他所在的高中講過一次課。他說我是一個好老師，昨天他又看了我一篇關於家庭治療的文章，然後就告訴父母一定要找我。

　　在此之前一天，他隨父母去了醫院門診，醫生說他沒有憂鬱症。他只是心裡很難受，不願上學，所以這些天一直輟學在家。他說自己需要釋放，心裡有個結，需要解開。他又說，自己的心結很難解開，恐怕這個世界上很難有人理解他。他說自己抱著打開心結的想法來找我，因為他從我的文章裡似乎看到了一點希望……

　　我順著孩子的想法問父母，媽媽說，孩子僅僅是心裡很煩，多慮，而不是焦慮，常常問她許多問題。

　　孩子說他看到媽媽每天都要洗衣做飯，很心疼媽媽，他真想替媽媽分擔一點家務，可是媽媽不讓他做，只是叫他安心讀好書就可以。可是孩子常常自問：為什麼爸爸不為媽媽做點家務？

　　孩子說他不明白。我解釋說：傳統家庭都是男主外女主內。你爸爸在外打拚，媽媽在家洗衣做飯，天經地義。何況你媽媽也不覺得這有什麼不好，反倒樂在其中。除非丈夫在外不務正業，孩子又不聽話，做媽媽的不僅勞累，更會感到心累。於是我就問孩子媽：你說呢？她馬上點頭稱是。

　　孩子很聰明，長得眉清目秀，很善良，也善解人意，身高大概有一百七十八公分。正當我讚美孩子的時候，孩子好像自言自語，打斷了我的話。孩子說他似乎無藥可救了，很難過。

　　我知道孩子心裡一定悶得厲害，而且還不停地搖頭，不停地站起來，然後又坐下，就像一個充飽了氣的球，浮躁不安，很想釋放。於是我在黑

第十九章　案例實戰

板上畫了一個黃河被大壩攔截的圖。那個大壩，就是他父母的管教方式，激越澎湃的黃河就是孩子此刻的想法和情緒。

孩子看到圖後，拚命點頭，他說自己就是這樣，不敢發洩自己。看得出，孩子很懂事，怕傷害父母，更害怕父母看不起他。

他說其實爸爸也很辛苦，自己非常害怕爸爸，尤其害怕他的眼神。在他的印象中，爸爸只會做一個高不可攀的榜樣。比如爸爸在家裡總是書不離手，一開口就是讓他聽不懂的文言文，這讓他感到窒息。爸爸總是喜歡跟他講古今中外的名人勵志的故事，這些道理讓他無可反擊，但心裡卻很不舒服，很難過，恨自己不爭氣。

有一次考試不理想，爸爸就說，種因得果，平時沒有努力，所以才會這樣。本來孩子就很痛苦，加上爸媽的「數落」，心裡更加內疚。還有一次，因為考前出現過度緊張，爸爸就鼓勵他說：「不要怕，不要緊張，男子漢怕什麼？」

孩子還說，有一次他想洗澡，但媽媽叫他不要洗，這讓他感到不爽，很揪心：難道媽媽不願意幫我洗衣服？媽媽是不是因為我的成績沒有進步開始煩我？說罷這些，父母都在搖頭，表示孩子誤解了他們。

越來越多的孩子被學業成績、被父母逼成「精神病」。我想父母應該明白一個問題：孩子考大學重要，還是孩子的心理健康重要？如果二者只能選其一，你們選哪種？父母不約而同地說：當然是心理健康。

孩子爸說：「從我幫孩子叫的名字——子健，就知道我希望孩子健康，僅此而已。」

我望著孩子爸爸問：「你的要求真的就這麼低？你覺得有什麼需要跟孩子說的？孩子都這樣了，做父母的肯定有不對的地方，比如在許多方面

第三篇　實戰與思考

沒理解孩子，或者向孩子施加了不必要的壓力，因為孩子多愁善感，很脆弱，需要爸媽的呵護。」

孩子爸爸站起來說：「兒啊，我真誠向你道歉，都怪爸爸無意中傷害了你。其實我都是為你好！」

孩子媽媽也站起來說：「媽媽也向你道歉，怪媽媽很多方面沒有考慮你的感受。你說洗澡的事情，其實當時我是想，你還是學生，冬天不需要隔三差五洗澡，外套換得那麼勤，又不是做重活的人，衣服容易弄髒，媽媽只是怕你耽誤了念書……」

孩子搖搖頭，苦笑著，嘴裡喃喃自語。

我馬上打斷父母的「道歉」。你們都強調「我這是為你好」，說明你們還是在強調自己的理由，還認為自己全部做對了！

「不管我做錯了什麼，都是為了你好！」

似乎一切都是孩子的錯！這讓孩子感到很委屈，沒地方發洩啊！做父母的為什麼不能在孩子面前示弱呢？做父母的為什麼不讓孩子發現你也有錯的時候呢？做父母的為什麼不讓孩子覺得你不是處處都很偉大？

該做榜樣就得做榜樣，該裝傻的時候就得裝傻。這需要父母的智慧。孩子都想獨立，不想被父母管，不想被父母架空。這就是孩子的想法。雖然男孩的爸媽都曾向他道歉，但在孩子聽來還覺得不真誠。於是我就跟孩子在密室裡進行了一番談話。

男孩說：「爸媽雖然嘴上道歉，實際上難以做到。他們當著你的面說得好好的，回家後可能又是一副面孔，又會盯著我。我需要父母正式給我一封道歉信。」

我說：「這點你大可放心，我會說服你爸媽。現在，我只想問你個問

第十九章　案例實戰

題：你現在想不想讀書？如果想讀書，你準備什麼時候去上學？」

孩子不假思索地回答：「我想讀書，但我必須等這件事妥善處理過後，等我先放鬆和放空自己後，而不是這樣去讀，因為我心裡悶得慌，很難受。」

孩子接著說：「有時候我在學校受了點委屈，比如跟同學發生爭吵，心裡很難受，回家後我告訴爸媽。雖然爸媽沒罵我，但總是喜歡跟我講道理，叫我不要生同學的氣，要我站在別人的角度去想。可是，此時此刻，我只是希望爸媽能夠站在我的角度去想，站在我的一邊去罵對方，哪怕是說一句『孩子你別難過，爸爸幫你去收拾他』，我的心也好受，我的情緒也會平復。當然，如果我爸真的要去跟人打架，真的去幫我討回公道，我肯定不會同意的，因為我也知道自己不對，但是我就是想得到爸爸的安慰，想釋放一下自己，想化解一下自己的難過。我僅僅是想得到爸媽的理解，我僅僅需要爸媽站在我這邊，而不是聽他們講道理，因為這些道理我都懂，所以聽了很膩。」

我鄭重地跟爸媽道出了孩子內心的苦悶和訴求。爸媽立即做出回應，要以孩子為重，以大局為重。爸媽也已經了解到，孩子正在上戰場殺敵，自己又使不上勁，只有在後面為孩子默默地提供後勤保障，而不是用所謂的關心、講理來安慰孩子。

是啊，孩子需要放鬆，需要釋放學業對他帶來的各種壓力和焦慮。此時，無聲勝有聲，任何口頭語言都抵不上一個恰當的肢體和眼神上的交流。經過一個小時的家庭治療，一家人心結已開，父母與孩子握手言歡，夫妻喜笑顏開。

其實，我的輔導很簡單，就是孩子的情緒被父母如山一樣的大道理壓

第三篇　實戰與思考

得喘不過氣來，被父母一點一滴的溺愛逼到了絕境，可謂橫刀立馬，孩子的負面情緒無法發洩。

透過家庭治療，父母了解到自己的錯，孩子破涕為笑，答應晚上就去上學。然而，三天後的一個課間，孩子向我打來電話說：「今天中午我心裡又很悶。原因是，一家人一起吃飯的時候，爸媽有意無意又講起知識的重要性，我覺得這又是在說我。」

此刻，我理解孩子的心情，因為孩子面臨著學業極大的壓力，在這個節骨眼上，孩子不允許有任何不利於他分散精力的刺激，尤其是可以依靠能給予他力量的家庭和父母。孩子再三強調，他需要父母的理解和支持，而不是嘮叨。

我在電話裡答應孩子，一定會做好工作，讓他爸媽徹底轉變觀念，但也請他給爸媽一點轉變的時間，畢竟他們受傳統文化薰陶多年，恪守「子不教，父之過」的古訓。他們不懂得育兒必須採用傳統文化和現代心理相結合。

諮商感悟：作為一名心理諮商師，理解和同理最重要。如何理解同理？不是靠書本知識，而是生活閱歷。只有扎根生活，從根部滋養，才能枝繁葉茂。現代心理和教育技術也重要，沒有心理技術，即使手握寶劍也不知如何下手。因此，道要悟，術要練，只有道與術同行，才能標本兼治。

第十九章　案例實戰

第六節　讓憂鬱的孩子走出房門

兩年多了，玲子每天都把自己關在家裡，連過年也是如此。每頓飯都叫外送，每次叫的都是麻辣燙。

媽媽抱怨說：「我每天都依她，家人都說我對她太好了，從小沒有嚴格要求她，搞得現在有點小事就承受不了，心血來潮想要學琴，報名後又堅持不下去。我從來不強迫她什麼，每個月還要兩千元零用錢，平時還要購物，每天吃高級水果，還要端到她面前去。家裡傭人燒飯從來不吃，就是要吃外送。以前學唱歌，練了一段時間就不去了，買了不少高級衣服，買來又不穿，完全浪費。她似乎故意跟我較勁：我越捨不得，她越要買。她就要讓我難過傷心。」

其實，這是孩子對媽媽平時的溺愛、嘮叨和強制灌輸等教育方法做出默默的反抗，也就是所謂的「較勁」。但不是故意，而是孩子無意識的反應。只要孩子的願望實現了，比如購買了奢侈品，心裡就平衡了一些，就會快樂一點，但不久後還是依舊。

當孩子的目的達到後，解恨了，出氣了，心裡也就不悶了，但這時候孩子的理性又上來了：她為自己的浪費，為自己跟媽媽「較勁」而感到自責，對家人受到的傷害而感到內疚，並因此耿耿於懷。久而久之，就會種下新的負面情結，這意味著下一波「氣浪」又會來得更加猛烈，孩子又會向父母提出新的更大的要求 —— 更為強烈的「較勁」。

儘管如此，玲子時不時會蹦出一句話：活得沒有意思。父母對此十分不解，感到萬般委屈和無奈。

第三篇　實戰與思考

玲子的父母透過網路向我求助。經過訊息交流，我大致摸清了玲子和這一家存在的問題。

原因分析：

玲子平時嬌生慣養，就如溫室裡的鮮花一樣嬌豔。如今想把這盆鮮花放到外面去，這怎麼行呢？它見不得風雨陽光，因為它是在溫室裡養大的，環境不適，脆弱不堪，肯定會枯萎。父母平時捨不得讓孩子做一點事，受一點委屈，總是溺愛，讓她衣來伸手，飯來張口，不勞而獲。現在，卻想叫她面對社會，你說孩子還有自理能力嗎？還能適應外面的生活嗎？每天在蜜罐裡泡著，還有甜的感覺嗎？餐餐紅燒肉，還能覺得肉香嗎？每天過著錦衣玉食的生活，還會覺得日子舒服嗎？

朱元璋自當皇帝後，每餐都是山珍海味。據說後來感覺吃飯沒胃口，就以為自己得病了。皇帝吃不下飯，這可是天大的事！太監們急得團團轉。有個人獻上一計，太監吩咐御廚做些皇帝過去喜歡的醃菜、酸瓜皮，把這些民間土菜端給皇上吃，朱元璋一下就開胃了，吃得津津有味。連續了吃了幾天素食，不見腥味，皇帝早就等不及了，這時御廚開始端上雞鴨魚肉等山珍海味，朱元璋連聲稱讚：「好吃！好吃！真好吃！」

其實，味道還是以前的味道，只不過吊了一下胃口而已。要想日子過得甜，就得先品嘗一下苦日子。但很多人不懂這個道理，為了開心，只會追求更大刺激的享受。

找到玲子的原因後，就不難找到解決的辦法。

1. 採用系統脫敏。即漸進地適應生活的方法。比如，溫室裡的鮮花，上午把它端到窗臺上放置 1 分鐘後，再端回去。下午重複這個動作，但時間延長一點，比如兩分鐘；第二天放三次，每次三、四分鐘；第三天放四

第十九章 案例實戰

次,每次五、六分鐘。以此類推,久而久之,室內的鮮花就能逐漸適應戶外的環境。

你不是每天都要把水果擺放在孩子的臥室門前嗎?你可以先一週一次不擺放水果,讓她自己去找;再五天一次不擺放水果,讓她自己去找,自己去削。以此類推,重複下去,可以讓玲子逐漸適應吃水果,自己去樓下取。玲子不是每天都要打開空調,保持恆溫嗎?你可以一週一次讓房子「停電」,讓她感受沒有空調的滋味。當然停電時間不宜太長,可以十分鐘。再五天一次讓房子「停電」,讓她感受沒有空調的滋味。當然停電時間不宜太長,可以二十分鐘。以此類推,重複下去,可以讓玲子逐漸適應臥室沒有空調的滋味。當然可以用其他的降溫或保暖電器。

2. 父母轉移注意力。雖然玲子不和家人一起吃飯,但奇怪的是,只要家人一出門,玲子就會「偷偷」溜出來,坐在客廳看電視,或搗鼓著一些玩具或花兒、寵物什麼的。這讓我一下就想起了貓和老鼠的故事。貓不在家,屋裡的老鼠自然就會從洞內出來,溜到客廳、餐廳、廚房等各處「造反」。一旦貓回家了,老鼠就會蜷縮在洞內,瑟瑟發抖。

洞內的老鼠對外面動靜的敏感度,遠大於外面的貓對洞內老鼠的敏感度。因為老鼠的注意力全部在一個方向——聚精會神觀察洞口外的動靜,以便決定自己的下一步行動。而貓卻不同,貓的活動空間非常廣泛,除了家裡的老鼠,貓還可以捕捉室外的老鼠,或者其他的食物。而且除了食物以外,「貓」也可以建立自己的業餘愛好和興趣,比如跳舞,唱歌,喝茶,健身,旅遊等等。

只要「貓」不在家裡,躲藏在洞內的老鼠的壓力很快就會緩解。只要「貓」真的做出改變了,對洞內的老鼠不再感興趣,不再專注老鼠洞口,

035

第三篇　實戰與思考

洞內的老鼠才會減壓和放鬆。只有輕鬆後，老鼠才會靜下來思考，或者換個角度去思考。而當生命安全受到威脅或者面臨生存危機，老鼠怎能靜下心思考，怎麼會理解別人呢？所以，孩子躲在臥室內不出來，不是孩子的問題，而是父母出了問題。家長一定要明白這點。

家是溫馨的港灣，是孩子生長的地方，那裡留著孩子太多美好的童年記憶和夢想。所以孩子一旦在外面遇到挫折，最先想去的地方就是回到自己的家。孩子在家裡面可以暗自舔傷，可以靜下來好好反思自己的過去或思考一下未來，當然也會覺察當下。當孩子想通了，自然就會走出來，想不通，就會待著裡面繼續想。當然也有不少孩子因此開始胡思亂想，窮思竭慮，閉門造車。這就需要我們去叫醒。

父母只有了解孩子的所思所想，理解了孩子的難處，才不會隨意干擾孩子，讓孩子有一個相對自由、可以獨立思考和觀察的空間。

3. 培養孩子的自信，悟出生命的意義。你可以到市場上買點活的小黃鱔，問孩子怎麼個吃法？孩子看到這些鮮活的小生命即將被殺，會激發同理心和憐憫心。假如孩子說：放了牠們吧！你就假裝說：花那麼多錢買來吃，幹麼要放掉呢？當你看到孩子有點傷心的時候，你立即就說：好了，看在我女兒的分上，我放了牠們！這樣做，孩子肯定會高興的，而且你就讓她去放生，當然你可以一同前往。之後，孩子會有一種成就感和自豪感，因為她能拯救生命，而不是毫無意義地活著，讓她體會到自己生命的價值。

當人生總是重複著相同的故事，就會心如止水。要讓人生有意義，就得不斷更改節目，讓故事更精彩。

觀察發現，養魚的人常常會攪動池水，就是為了增氧，讓魚兒活躍起來，否則魚會缺氧悶死。當然也不能日夜不停地攪，否則魚兒會被攪暈而死。家庭有時也需要產生怦然心動，活躍一下神經細胞和氣血。有時候，

第十九章 案例實戰

你可以刺激孩子，讓他生點氣，或哭或笑就好。只要孩子被尊重了，心門打開了，愉悅了，感到生活有意義了，自然就會走出房門，迎接美好生活。

第七節 她為何突然不想讀書？

一名品學兼優的高中女生，學習無精打采，上課昏昏欲睡，只要單獨和人相處就怕被人謀殺，學業成績直線下降。見此情況，家裡很著急，帶孩子去當地醫院檢查，也查不出任何身體上的毛病。醫生只是說孩子有些憂鬱和焦慮，但還達不到憂鬱症臨床診斷標準。

女孩就是不想讀書，家裡人不得不幫她請假。據家長反映，女孩每天躺在床上玩手機，種種跡象顯示女孩已經陷入了心理困境。是什麼原因讓一個愛學習、愛思考的優秀學生突然變得頹廢？當女孩國中時的班導師向我發出求助訊息後，我感到有些好奇。憑著多年的諮商經驗，我知道女孩一定是遇到了極大的精神困擾。帶著這份好奇心，我想探個究竟，走進女孩的故事裡。在班導師的再三懇請下，我答應以近乎公益的方式去為我的來訪者提供一次高品質的心理服務。

根據女生自述，她當前的狀態是因為家庭、學業和自己的身體三個方面，其中主要是家庭原因。順著這條線索，我順藤摸瓜，找到女孩問題的焦點：「媽媽不管她們姐妹兩個，導致姐姐身體不好，也無視我的身心成長問題……」加上童年落下的陰影（被同社區男子猥褻多年又不敢聲張），記憶猶新，導致對他人、對父母、對社會產生恐懼和戒備心理。

第三篇　實戰與思考

也許讀者會問，既然是童年的經歷，為什麼到現在才想起來？雖然女孩沒有告訴我「厭學」的具體誘因是什麼，但我也能猜出幾分。比如女孩因為一次考試失利了，心情失落，就拿著手機玩，想緩解一下焦慮。這時媽媽實在忍不住罵著：「怎麼又拿手機玩？難怪你的成績會掉下來！」聽到這話，孩子一下就點燃了心中壓抑多年的怒火。

「我玩手機怎麼啦？你每天打麻將，連家都不顧，你有什麼資格管教我？看看我的童年和我姐姐的現在，被你害得有多慘！你是這麼一個自私自利的壞媽媽……」當然孩子沒有說出來，但從此以後，對讀書缺乏動力。「媽媽不是說要我好好讀書嗎？我就不讀書，看你能拿我怎麼樣？」就這樣，孩子放棄了努力，放棄攀登，落後了。

落後的人是怎樣的一種心理？除了悲哀就是嘆息。女孩說自己的情緒時好時壞，對他人包括好友也是時熱時冷，女孩已經知道自己掉入情感的漩渦，無力掙脫。

電話那頭，女孩的聲音略帶沙啞。我說女孩很自律，但女孩卻稱自己每天玩手機，是個無可救藥的人。

我說：「孩子，這不怪你，你玩手機只是為了降低焦慮，緩解痛苦。你說你恨父母，哪怕父母十惡不赦，天下也沒有不愛子女的父母，孩子也沒有指責父母的道理。就像數字『6』，如果你站在另一頭看，就是『9』，而不是你現在看到的『6』。

「你和你媽看問題的角度不一樣，結果就不一樣。每個父母都有自己管教子女的方法，都認為自己對子女的管教方式沒有錯，都認為自己問心無愧，對得起子女。但站在子女那一邊呢？就不是這樣。你可能有一千個理由恨父母，尤其是你的童年創傷經歷，連父母都不知道，這是一種怎樣

第十九章　案例實戰

的傷痛！」

此時我把自己的童年與母親的故事做了分享。

我的右腿膝蓋至今留著一個碩大的疤痕，那是母親小時候用餵豬的鐵勺砍的，當時骨頭都砍了出來。12歲那年，我因為與別人「賭博」，贏了某官員兒子的幾塊錢，被警察押著掛牌遊街，而我母親不僅沒有救我，反而主動要求警察這樣做。母親不知道她這樣做把一顆少年的心揉碎了。那時候我有多恨自己的媽媽，你知道嗎？就在那年，我患上了嚴重的焦慮和憂鬱，口吃也變得非常嚴重。

母親92歲的時候被我接到城裡一起住。一天，當我牽著母親的手走在城裡的小巷，母親說：「兒啊，小時候我沒少打你，你不恨我嗎？你幹麼還每天牽著我走路？」我說：「媽，你把我打得那麼慘，那時候雖然怪你，恨你，甚至我讀書也是為了想離開你，想報復你，可當我長大以後，接受了高等教育和傳統文化後，慢慢我就理解了你當年的做法。最起碼，在當年那麼艱難的環境下，你供我上大學，你不惜傾家蕩產，帶我四處求醫治好了我的斷臂。要不是當年你近乎殘酷的嚴厲，也沒有今天飽經風霜的我，也沒有善解人意的我，我怎麼會恨你呢？」

小時候媽媽對我很嚴苛，她也會自責，對我有些內疚。我曾經在一篇〈媽媽，你不用慚愧〉的文章中寫道：你春天播種，夏天耕耘，到了秋天你應該享受收穫。孩子的生命都是媽媽給予的，母親想要什麼，還用得著請示孩子嗎？說到這，我的喉嚨有些哽咽。

我在電話這頭進一步說：「先不管你媽媽的對錯，我們就談談你的學業一事。你為了誰讀書？你父母希望你考個好大學，你現在賭氣偏偏不願意讀。你認為憑著自己的長相，找個工作，結婚成家是沒有問題。但

第三篇　實戰與思考

是，孩子，你有沒有想過，若干年後，你可能也會和你媽媽一樣，變成一個缺少教育和自私自利的人，以後你的孩子也會因你感到悲哀。為什麼在鄉下患精神病，喝農藥和打架鬥毆的人那麼多，一點點刺激就瘋狂，不就是心胸狹隘嗎？

「漢字『寬』字的結構告訴我們：覆蓋『草』原的胸懷（寶蓋頭），是基於一個正確的『見』解。只有去讀書，接受良好的教育，才能讓你進步，才能登高望遠，才能一覽眾山小，才不會因一點點小事放在心裡折磨自己。一個放眼遠方的人怎麼會在乎眼前一點小事呢？故而古人說：腹有詩書氣自華。孩子啊，你心裡之所以有這麼多的恨，就是因為你的心胸狹隘。古人還說：傷敵一萬，自傷八千。當你心裡帶著仇恨，最大的傷害不是別人，而是你自己啊！何況親者痛，仇者快。

「你知道嗎？為了能讓你振作起來，你以前的國中班導師劉老師，昨晚半夜還在發訊息給我，懇求我幫幫你。我見過向我苦苦哀求的父母，但從未見過為學生（還是過去的學生）苦苦哀求的好老師。正因為被愛你的劉老師的一番大義所感動，我才答應為你免費諮商。你知道嗎？劉老師說你天資聰穎，學業成績一直相當優秀。稍稍努力，就能考上不錯的學校，再努力一點就可以考取更好的，如果更努力一點，考上第一志願是不成問題的。為了不讓關心愛護你的劉老師感到寒心和失望，你難道不應該振作起來，好好讀書嗎？」

孩子在電話那頭哽咽著連聲答應：「我會的，會的。」

希望這個女孩從今天開始振作起來，為了愛她的人，好好讀書，將來報效國家和社會。一個月後，劉老師向我回饋，該生上學正常。

第十九章　案例實戰

第八節　即使躺著也要自豪地活著

一天傍晚，我遇到一位很久沒有說過話的「胡哥」，他就住在我家對面的社區裡。每天看著對面的他坐在輪椅上，由妻子推著在庭院裡來回移動。看到他臉色憔悴，我就問：「胡哥心情怎麼這麼差呢？」

他說：「老弟啊，你看我天天坐在輪椅上，一個六十開外的大男人，整天靠女人伺候著，你說我活著還有意思嗎？白天想得我嚥不下飯，晚上想得我睡不著，真是度日如年啊！由於不能行走，身上這裡痛那裡痛的，害得我全家人都牽掛著我一個人。你看，我妻子每天除了上街買菜，都在家伺候我。真是累子女，累老婆！如果我身體好的話，妻子就可以到兒子那裡帶孫子。看到我成了這個樣子，兒子只有請保母，但又不合意。」

看到胡哥唉聲嘆氣，不想苟活於世的滄桑憔悴，我決定開導他幾句。大約六、七分鐘的所謂心理輔導，讓老胡夫婦眉開眼笑。

我是怎麼勸導老胡的？本來我想用一句心理諮商中流行的「一切都是最好的安排」，但我沒有用。因為這句話說出來以後，雖然對方可能明白道理，但人家難以真正地接受。為什麼呢？就像夏天乾裂的土地，急需一場及時雨。如果下的是狂風暴雨，雨點劈里啪啦落下來，來得快，消得也快。你會發現暴風雨過後，土地下面還是乾涸的，雖然地表上的水嘩啦啦地流，但水根本沒有滲透下去，很快就被炎熱的高溫蒸發掉。怎樣才能讓及時雨深入大地，需要下一場綿綿細雨，才能點點入地。

怎樣開導我們的老百姓？讓我們開導的話語進入百姓的心裡，這不需要什麼高深心理學專業知識，只需要生活經驗和人生智慧。如何讓人容易接受我的話，而不是像狂風暴雨一樣？於是我打開了話匣子——

第三篇　實戰與思考

我說：「胡哥，你辛苦了，你不用慚愧，更不用內疚和自責。因為你現在就像前方歸來的將士，你是一個為國為民、為了抗擊敵人而光榮負傷的戰士。」

老胡一臉茫然地看著我說：「老弟啊，我沒有去打仗，我病成這樣，不是為國為民，是因為自己不愛惜身體造成的。」

我說：「胡哥，我知道你沒有去前線打仗，我只是打個比方而已。你是為了這個家拚死拚活，積勞成疾。要知道，一個家庭，就好比一個完整的系統。在這個系統裡面總得有一個破綻，有個出氣孔，有個毒氣排洩口，正好你就在出氣孔的上面，毒氣自然就噴在你身上，被你一個人擋住了。也就是說，你是為這個家，為這個系統擋住了『子彈』，所以你不幸受傷了。如果你不受傷，也許你妻子就會受傷；如果你妻子也沒有受傷，或許這個『災難』就降臨在你兒女身上，甚至你的孫子輩上。你願意看到這樣的結果嗎？」

胡哥說：「如果非得受傷，我當然情願自己受傷，也不想家中任何一個人受傷。」

在傳統文化裡面，有句老話叫什麼？年輕人要想順順利利，最好就要碰倒一個老人。什麼意思呢？家裡的年輕人要想平安順利，就需要家裡有個老人為他做出犧牲。

小時候我總以為是迷信，長大後，我漸漸覺得這句話有些道理。事實上，任何一件事都沒有絕對的對與錯，只有站立的角度不同而已。這邊失去了一些，就會從別的地方補回來。古人的意思，是要告訴我們：凡事有一失才有一得，塞翁失馬，焉知非福。一個家庭、一個系統，有個地方凸起來，必須得有個地方凹下去。沒有峽谷做犧牲，哪有拔地而起的險峰？

第十九章　案例實戰

沒有遼闊的湖泊沉下去，哪有連綿的群山？

平時我們只看到人的優點，而沒有看到他的缺點。因為人的優點是發光的，而缺點都是黯淡的，都被隱藏著。所以老胡啊，你有啥氣餒，有啥好自卑？你是為這個家的崛起，為這個系統做出了貢獻。也就是說因為你受傷，因為你坐在輪椅上，才讓你的家庭，讓你的孩子們平平安安。老胡的妻子不停點頭。

她說確實是這樣的，自從老胡生病以後的這幾年，孩子們在外創業都很順利。以前我也想不通，被你一說，蠻有道理。

我接著說：「這就對了。所以說嫂子伺候你，你也不必感到慚愧，感到內疚。說句難聽的話，她盡心盡力地伺候你，也是合情合理，因為她是你的妻子，因為你是『前方受傷歸來的將士』，因為你是為這個家做出了貢獻的功臣。」

「為這個家而受傷，嫂子理應照顧你這位『前方歸來的英雄』。而且嫂子把你照顧得越好，她為這個家庭付出得越多，你們的子女今後越優秀，越平安吉祥！是不是這麼個道理？所以胡哥你根本不用自責，應該感到高興，感到開心才是。」

「如果心態好的人跟心態差的人都受傷了，你說哪個人的傷恢復得更快？」

胡哥說：「肯定是心態好的人。」

「對啊，只有心態好，你的病才更容易好。如果你整天愁眉苦臉，即使每天跑醫院看醫生，吃藥打針，你的病恢復得也非常慢。只有好心態，才有好身體，只有好心態，病才能恢復得更快。」

接著，我又跟老胡講了一個熟悉的人，因為腦出血，開過兩次顱，但

043

第三篇　實戰與思考

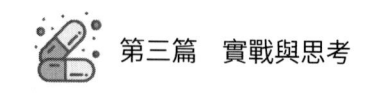

他從死亡邊緣被救了回來。

幾年前，我看著他每天在樹林裡，由妻子牽著蹣跚地行走。當時他的臉色也很憔悴，我就上前詢問他的情況，我也對他們夫婦說過相同的話。從此以後他對我十分相信，可謂「言聽計從」。那時候連二樓都走不上去，必須有人攙扶。一年不到，他可以自由上下樓了，而且每天清晨出門鍛鍊，不用妻子攙扶，和正常人沒有多少區別，他的妻子也暗暗稱奇。

身體恢復與心態是分不開的。只有在心裡挺起來，才能真正站起來！老胡對此表示同意。當我看到老胡露出了久違的笑容，我知道他聽進了我的話。

胡嫂開開心心地推著丈夫走了。邊走，老胡還朝我做了一個「OK」手勢。看到這對夫婦遠去的背影，我在心裡祝福：胡哥，盡快挺起來！重新站起來！

第九節　解決憂鬱的三大法寶

孩子自閉在家如何是好？孩子反鎖房門拒絕人際互動怎麼辦？如何化解孩子對父母的怨恨？

不同的案例，採用不同的技術。

案例背景：孩子怨恨父母，怪父親從小就採用棍棒政策，只要不聽話就挨打。填報大學志願時，父親也強逼他填報自己不喜歡的學校和科系。總之孩子對父親有一肚子的恨，大學畢業後10多年孩子都沒有回家，接

第十九章　案例實戰

到父母電話時也非常矛盾和痛苦。

如何化解這一家的矛盾，讓父子重歸於好？

類似案例可以分為兩種情形：一是孩子自己來求助，二是父母來求助。

如果是第一種情形，諮商師可以採用「棒喝」，參閱我的《情緒心理學》中案例「如何化解對父母的怨恨」。但本案例屬於第二種情形，可採用主動出擊。

解鈴還須繫鈴人，既然是父親與孩子結下的「梁子」，自然就由父親挑大梁，而且是單挑！可以分三步進行。

第一步，採用「敵駐我擾」的策略：父親直接撥打對方電話，如果孩子不接，就簡訊留言或透過別人的手機發送。把心中憤怒情緒表達出去，把酣暢淋漓痛斥孩子的話傳遞給對方，讓對方火冒三丈──情緒被攪動。

第二步，採用「敵進我退」的策略：接到父親的痛斥後，孩子肯定會憤憤不平，可能奮起反擊，或直接簡訊回覆父親，或透過他人轉發。這時父親不要與孩子「對戰」，任憑孩子發火，因為第一步計畫已經實現，達到了預期目的。

第三步，採用「敵疲我打」的策略：當對方的憤怒子彈全部射出來後，這時候第三方（通常是媽媽或其他人）再登場，進行調停。因為對方已經發洩了情緒──把怒火全部發洩到父親頭上，數落了父親從小到大對其犯下的「罪狀」，所以對方已經沒有情緒化作防禦，失去招架之力，第三方的話就如春風化雨滴入對方的心田。

這時候，第三方可以採用「心藥」，動之以情，曉之以理，熱情指導，耐心啟發，有時進行深刻批判，觸及最深層的內心世界，解開內心疙

第三篇　實戰與思考

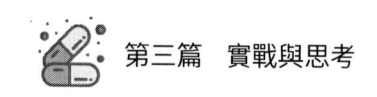

瘩。至於採用哪種「心藥」，需要諮商師和父母事先商定好，結合孩子和家庭實際的情況，對症施藥。

最後父子從臺後火拚狀態，走到臺前握手言歡，使家庭達成統一戰線。

第十節　重度憂鬱女孩走出來了

有個女孩有嚴重的心理問題，輟學在家，幾年來不出門，吃喝拉撒全在一個房間內，每天叫外送，不與父母一起吃飯，除夕也不例外，時不時出現躁狂，罵人、摔東西。去了專科醫院，被診斷為重度憂鬱症。醫生建議住院治療，但孩子不肯，後來連藥都不吃了。

重度憂鬱症患者大都認為自己心理沒有病，拒絕接受任何心理援助，即使在最困難時仍然不願意接受別人的幫助。

憂鬱症患者被壓抑的情緒無處可訴，無人可解，因為正常人根本體會不到，也無法理解她的痛苦，當然也就不能指望他們幫她去解決痛苦。除了可能會接受精神類藥物外，什麼都不願意接受。

孩子的情況越來越糟糕。17歲，原本是青春發育期，是長身體的時候，可是孩子拒絕科學營養膳食，每頓飯不按時間，都是叫外送，而且都是麻辣燙。父母心急如焚。

父母搞不清，弄不明，平時煮的都是孩子喜歡吃的菜，但孩子不屑一顧。父母不明白重度憂鬱症的孩子沒有精氣神，沒有胃口。再美味的佳餚，孩子都無動於衷。父母傷心欲絕，每天活在痛苦中。

第十九章　案例實戰

　　年底我在某市出差，校友約我幫幫他的朋友──一個重度憂鬱女孩的父親。出於助人的善意，我答應前往看看。那晚，我們在郊外一棟房子見面。孩子的父親帶我去孩子的臥室，女孩很不情願地打開了門，只露出一個頭，不讓我們入內。

　　孩子父親懇求進去，但孩子全身發抖，眼睛充血，帶著驚恐、痛苦和哀求的眼神，死死抵著門不讓我們進去。當時我說了句：「我是心理老師，只是來看看你，希望你懂點禮貌。」但孩子沒有應聲，只是驚恐萬狀地拚命要關門。見此情景，我只好作罷。我和孩子的家人就在客廳聊了起來。

　　聽完父母的介紹後，我把孩子的情況做了一些分析，並簡單講解了該如何幫助孩子走出來的一些方法。家長連連點頭稱是。

　　孩子的問題時好時壞，為了讓孩子徹底走出來，孩子的父母決定請我做他們的心理顧問。說實話，孩子的狀態實在很糟糕，但父母沒有放棄，而是不離不棄。感動於父母的偉大，我決定幫助他們。

　　因為法規不允許心理諮商師接手精神病例，只允許精神科醫生為精神病患治療。但目前的精神病院大多是以藥物或電擊治療為主，卻少有心理輔導。

　　我們知道，心病必須心藥醫。不切入患者的心理或情緒問題，光用藥物麻痺，怎麼能解決根本問題？在孩子父母和校友的一再要求下，我答應做他們家的心理顧問，為他們提供一些建設性的意見。

　　我制定了半年的家庭心理介入計畫，不從孩子入手，而是從父母入手。因為諮商師無法與孩子直接溝通，只能透過父母做中介橋梁，傳遞能量。家長很配合，對我十分信任。大約用了三個月時間，我與另一位老師搭檔，輪流對這個家庭進行引導。

第三篇　實戰與思考

　　我沒有採用當今普遍採用的現代心理介入技術，而是大膽運用傳統文化，如孫子兵法、儒釋道思想，因勢利導，循循善誘。事實證明，我們的心理介入非常成功，不久後，孩子就已經把怒火由內攻轉為外洩。

　　憂鬱症人為何總是無力，甚至連站起來的力氣都沒有？就是因為長期被內攻的怒火壓住了身心的能量。怎麼辦？我們採用激怒的辦法，讓孩子時不時找家人發火，再讓父母營造一個氛圍：逼著孩子不得不自己打掃環境，洗衣，做飯（以前都是媽媽或保母做的），讓孩子學會自立自主。

　　三個月後，孩子主動提出和父母出去遊玩，回家後決定去大城市讀書，父母樂壞了。有一段時間，我沒有和父母聯絡，因為我知道孩子肯定會走出來。當我獲悉孩子去外地讀書了，而且很健康，很活潑，幾乎每天和媽媽線上聊天，我也很開心，為孩子高興，為家長高興。

　　憂鬱症不可怕，一切所謂病的症狀，都是被憂鬱之氣壓著，撐不住了，才出現軀體化。藥物可以暫時穩定情緒，但攻心才是根本。

第十一節　雙向憂鬱少年做心理輔導

　　我接到一個求助電話，說一名優秀學生出現嚴重精神問題，想請我看看能否進行心理輔導。因為孩子出現「精神分裂」，超越了心理諮商師出診的範圍，但本著關心下一代尤其留守孩子健康成長的一份責任感，我答應去看看孩子。

　　晚上 6 點 40 分，我和另一位志工一同前往。孩子的父母都從外地趕

第十九章　案例實戰

回來了，正坐在客廳等我們。一番寒暄，進入主題。孩子的父親向我們詳細介紹了孩子的情況。

案情：男，15歲，個子很高，國中三年級就讀中，爸媽常年在外地做生意，孩子從小跟著爺爺奶奶生活，13歲開始患上雙向情感障礙。去年家長強行把孩子送入精神病院住院三個月，現在家服藥。今年開始，孩子自己減少藥量，情緒頻繁出現波動。今天中午，孩子與其父發生衝突，毆打其父。父親說他只是說了一下孩子，孩子就暴跳如雷。罵他不稱職，不配做父親，也不配做媽媽的丈夫，並強烈要求媽媽跟他離婚。可是下午，孩子又向他下跪，承認錯誤，說不該打爸爸。父母勸說孩子去精神病院治療，但孩子說要讀書，不願去醫院，也不願意服藥。

諮商師：根據家長反映，孩子在13歲時就患有雙向情感障礙，現在是躁狂期。

天不下雨，地不成河。人沒壓力就沒有負面情緒，情緒本身無所謂好壞，但如果管理不當，就會導致情緒問題，輕則心理出現問題，重則精神出現疾病。我用紙筆向家長畫了一個河流泛濫圖（如下圖所示），幫父母理解下孩子現在的情緒波動狀態。

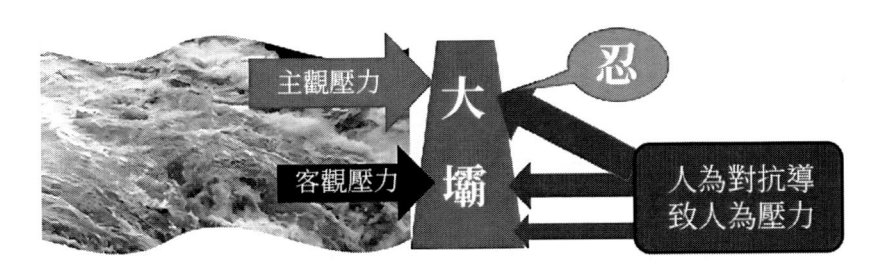

自然之力或客觀壓力　　　主觀壓力

第三篇　實戰與思考

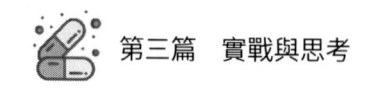

接著，我開始講「兩個爸爸」的故事……

一個孩子跟他爸爸說：「爸爸？」「哎！」爸爸答應著。

「我想到外面買幾個包子吃，好好吃的肉包子！」兒子用渴求的眼神望著爸爸。

「不行，外面的包子不能吃，都是垃圾，最近河裡漂來了許多死豬，被不法商人用來做包子餡。」

「不能吃嗎？」兒子難過地說。

「不能吃！」爸爸斷然拒絕。

「好吧。」兒子難過地說。孩子嘴裡不敢抗議，但心裡不服。

「我同學們都吃了外面的包子，他們個個都沒事，而你卻不讓我吃。有你這樣的爸爸，我倒了八輩子楣了，你不是我爸爸，我不是你親生的兒子，我恨你！」

他開始偷家裡的錢，開始撒謊，並且為了緩解撒謊所致的焦慮，孩子漸漸玩起手機遊戲。這對父子關係是不是搞僵了，孩子也開始墮落了？

孩子的慾望在家裡實現不了，就會去學校實現，比如找同學要錢。如果在學校實現不了，就會到社會上去偷錢或搶錢。我們再看看，另一個爸爸是怎麼對待這件事的。

「爸爸，我想到外面買肉包子吃？」

爸爸起初心裡也不願意，因為最近賣的包子不安全，怕孩子吃出病來。但爸爸知道怎樣教育孩子，就採取欲擒故縱的策略，而不是直截了當拒絕的方法。「好的，多少錢？」

孩子說：「十五塊錢。」爸爸隨手掏出二十元，「給你。」

第十九章　案例實戰

「謝謝爸爸！」孩子背著書包高高興興去上學。

孩子剛走出門口，爸爸就說：「寶貝，我想跟你商量一件事，可以嗎？」「好的，爸爸。」

為什麼孩子這麼爽快地答應爸爸？因為他的慾望得到了滿足，所以有話好商量。高山流水為什麼會熱情澎湃？因為它在尋找知音，正如孩子找到了懂他的爸爸。你的孩子為什麼會叫你們離婚？就是因為他認為你不理解他。人的慾望得到了滿足，心就平靜了，理性就上來了。

爸爸說：「我聽說最近市場上有很多死豬，不法商人把死豬肉做成包子餡，吃了以後，有的人因此得了過敏病，有的患了腸胃病。」

孩子說：「真的有那麼嚴重嗎？」爸爸說：「你問一下學校老師就知道了。當然，買還是不買，全看你自己，你做主，寶貝。」

這時，孩子沒有慾望，剩下的全部是理智和思考。孩子邊走邊想：雖然我同學吃了都沒事，可能他們運氣好或者身上的病毒沒發作呢……但我不能因為嘴饞，拿自己的生命開玩笑。想著想著，孩子就背著書包回來了。

「爸爸，我想明白了，我不買外面的包子吃了，我把錢還給你吧。」

「你不到外面買肉包子？」

「爸爸，我不吃了！」

故事還沒講完，父親就問：「袁老師，有沒有什麼好方法，能讓孩子不躁狂嗎？」

顯然孩子的父親一心求果，而不是找出原因。

我說：「我不是治病的醫生，病是醫生治療的。我是矯正生病的人，即解決病人的心理問題。為什麼你的孩子會生病？究竟是孩子本身的問

第三篇　實戰與思考

題，還是家庭或環境教育出了問題？這需要我們去思考和解決。」

孩子還未成年，顯然問題主要在於環境教育，當然包括家庭教育。我們此行的目的，就是想和家長探討一下孩子的教育問題。我直言不諱地說：「你就是故事中那個做得不好的爸爸。今天的衝突主要是你沒有正確管理好自己的情緒。」

我又用紙筆畫了一個「大禹治水」的示意圖。如果父親能學會內鬆外緊，既要順從黃河東流，又要防止黃河氾濫，即學會「疏而不堵」，孩子怎會變成今天這樣！

這時，孩子下樓，看到大人們在談話，很有禮貌地問了我們幾個問題：一是自制能力不夠，導致情緒和行為失控，所以想求教如何才能提高自制力；二是如何有效地跟父母溝通。

孩子看到父親拿著我的《情緒心理學》，就說自己看了很多心理學書籍，不需要再看什麼心理學。為了不讓自己的行為越軌──毆打父親，孩子拚命提醒自己，控制自己激越的情緒，結果呢？孩子打了父親後，很快就進入自責狀態，說明孩子對自己的行為是有意識的。既然有意識，為什麼卻控制不了自己的情緒？

我著重提到：孩子打人這個結果沒有錯，因為孩子也想控制自己的情緒，不想這個結果發生。

我望著孩子說：「你不知道，人的情感、心理衝動或情緒、想法、慾望等都是不能控制的，否則就會火上澆油。我們只能控制慾望所導致的行為。換句話說：我們不能控制心動，卻可以控制行動。當然，如果你一心去控制自己的衝動或情緒，它就會水漲船高，你越堵它越高，它越高你越堵⋯⋯最後情緒就會崩潰，導致失控行為。

第十九章　案例實戰

「所以，孩子不是沒有自制力，反而是因為太有自制力，一直在防止自己的言行出格，所以拚命控制自己的情緒，力圖盡善盡美，不想傷害他人。」

孩子點頭稱是。

孩子你知道嗎？正因為你對自己情緒或慾望的克制，才讓你一次次出現情緒的決堤，為你帶來傷心和自責。今天你打了爸爸，就是你錯誤理解了自制力的結果。

所以，孩子你不要對自己的所謂「錯誤言行」感到自責（因為你不是不想控制自己，而是你錯誤控制了自己的情緒而導致這個結果），否則就會強化它的負面記憶，讓錯誤言行頻頻發生。

你應該允許自己有不好的想法和不好的衝動出現，然後帶著這些不好的想法去做某件事，比如讀書、運動等，這些不愉悅的情緒慢慢地自會消散。

至於孩子說的怎樣才能與父母有效地溝通，這主要是大人需要學習的。前面我講的「兩個爸爸」的故事就是講父子間如何溝通。家長連聲點頭稱是，孩子也就上樓去了。

家長問我：「孩子這種情況要不要去精神病院住院？」

這恐怕要尊重孩子的意見，畢竟孩子不完全是精神分裂，他有自我意識和行為分辨能力，包括他失手打你也是有意識的，所以他馬上後悔自責，向你賠禮道歉。因為他清楚自己在做什麼，做了什麼。而完全精神分裂是在無意識狀態下的，做過的事情，連自己都不知道，就像喝醉了對自己的言行不記得。如果一次次把孩子強制送到精神病院，對孩子的自尊是一種極大傷害。

第三篇　實戰與思考

　　建議把孩子的病情告訴精神病院的主治醫生，是否可以讓孩子在家裡服藥治療，這樣既不失自尊，又能穩住情緒，兼顧學業。

　　家長問：「孩子的病會好嗎？」

　　「這應該問精神科醫生，當然關鍵還是你們家長。你們只看到孩子現在的躁狂興奮，沒有看到孩子更長時間的憂鬱不歡，而後者更具殺傷力。

　　「雙向情感障礙，整體治療應同樣遵循藥物控制、心理輔導和社會支持，三者缺一不可。藥物控制，是醫院負責的事；心理輔導，是心理諮商師負責的；社會支持，是社會力量的關心和幫助、家人的理解和陪護等等。」

　　臨別前，我再三建議家長要理解孩子，最好叫媽媽在家裡陪護，因為孩子現在是「陽氣」旺盛的時候，需要媽媽的「陰氣」中和平衡。否則碰到爸爸的陽氣，恐怕就會雞飛狗跳。想想看，孩子下課回家，媽媽不在家裡，每天對著「看不上眼」的父親，情緒還能平靜嗎？

　　孩子父親表示同意。

　　「可是我們在外地開了一家蠻大的品牌商店，如果我長期不在店裡，肯定不行啊。我也很想回家帶孩子，何況鄉下老家還有一個 4 歲女兒跟著爺爺奶奶，也變得無法控制。」孩子媽媽傷感地說。

　　這件事夫妻一定要商量好，錢可以以後賺，但孩子的病情和前途不能久等。第二天早上，孩子的父親向我傳來訊息說：「袁老師，您好！很感謝您昨天對我們夫妻倆的心理輔導，使我更能有效與孩子溝通，您的著作《情緒心理學》我一定會仔細拜讀。」

第十九章　案例實戰

第十二節　女兒憂鬱了怎麼辦？

　　來訪者：老師，我向你詢問我女兒和我的心理問題。我女兒今年27歲，大學畢業，已婚，父親在她幾歲的時候去世了，幾年後，我和另一個男人建立了家庭，但因為孩子的原因，最終還是分開了。我現在是單身。

　　孩子現在情緒非常低落，原因是丈夫對她家暴，這次打得相當嚴重，我女兒就報警了。我們母女倆關係也很糟，雖然我們住在一起，但經常吵架，甚至還動手廝打。說來也真慚愧，我們兩個都是受了高等教育的人，竟然還這樣。

　　諮商師：千萬不要這樣說，每個人的心裡多多少少都有點問題。正因為如此，我們才關注心理學，學習傳統文化。問一下，你女兒生了孩子嗎？

　　來訪者：她還沒有生孩子。

　　諮商師：你女兒現在感到後悔嗎？

　　來訪者：她對她老公是抱有希望的，只是想給他一個教訓。但也就是前幾天，她發現她老公背著她找前女友，她就醒悟了。哭了以後徹底醒悟了，現在不想原諒她老公。

　　諮商師：你女兒現在難過是什麼原因？

　　來訪者：她說看錯人了，倒不是因為打她看錯了，而是背著她聯絡別的女人，覺得自己看錯了人。其實老公打她，她倒覺得不怎麼樣，只是一時情緒失控，也只是覺得他心理有問題。但當她發現他出軌後，就覺得人品有問題。

055

第三篇　實戰與思考

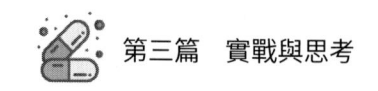

諮商師：你女兒願意接受心理諮商嗎？

來訪者：會，但她不接受女性心理諮商師。當地一個男性諮商師對她輔導了幾個小時，說她沒什麼問題。但我不知道為什麼，我和她交流特別困難。她經常對我發火，很煩我。我與她沒法交流，而且我們成天在家打架。我就感覺她有點自暴自棄，在家裡什麼都不做，除了睡覺就是躺著，也很少吃東西，什麼都沒有興趣，動不動就說活著沒意思。我要她做點什麼，她不做，說點什麼也不說。

諮商師：理解你此刻的心情。你們家是個很特殊的家庭。孩子失去了父親，你改嫁後因為孩子隔在中間讓男方不爽，你才離了婚，母雞肯定是護著小雞的。我也有過這種痛苦經歷，我也是一歲的時候就失去了父親，母親一直不改嫁，就是為了我們不受別人冷眼。我知道這種痛苦是沒有人能理解的。

有人問，你知道失去了母親有多痛苦嗎？這個我沒有體驗，不敢說。我只知道失去父親的滋味是什麼。母親像土地，父親像太陽，缺一不可。如果從小沒有父親，就等於沒有陽光。沒有陽光照射，萬物就會脆弱不堪。所以聽到孩子失去了父親，我心裡就特別難受。

許多失去父親的孩子，其內心好似豆芽一樣懦弱。曾經的我也有很嚴重的心理問題，我生怕媽媽丟棄我們去嫁人，上課也經常胡思亂想，沒有辦法集中注意力學習。但媽媽知道帶著五個孩子，人家怎會不嫌棄？因此，媽媽為了孩子終身不改嫁。我媽媽活到97歲才去世，她是一個偉大的母親。

如果讓你孩子直接跟我聊一下，我就有辦法走入孩子的內心。當然這需要很強的功力去影響孩子。我也不知道為她諮商的諮商師是怎麼跟她講

第十九章　案例實戰

的。心理諮商絕不是用理論可以解決的，是要用靈魂去影響靈魂。

孩子幼年喪父，人格缺失。一個失去丈夫的女人，突然從命運的最高峰跌向人生的谷底，長期處於孤獨、恐懼和無助的狀態。一個受傷的女人，一個生病的媽媽，孩子能健康嗎？你把所有的希望寄託在孩子身上。不管你對孩子嚴格不嚴格，你的眼光、你的臉色、你的言行舉止，都在告訴孩子，她是媽媽的全部，是媽媽的希望，她和媽媽是命運共同體。

孩子為什麼和你打架？不是孩子不喜歡媽媽，相反，她非常愛自己媽媽。但她為什麼還要跟你打？因為她相信你，知道你會讓她，你讓她感到安全。你女婿打你女兒，因為他覺得你女兒會讓他，他知道你女兒善良，以至於一錯再錯。但這次他算錯了，你女兒選擇了報警，說明你女兒已經忍無可忍了。

一般來說，孩子在外面受氣，就會把氣撒給家人，因為家人肯定會包容，不會對她怎麼樣。為什麼她不會把氣撒給別人？因為知道別人不一定會讓她，所以孩子選擇跟你作對，因為她知道你愛她，會包容她。在家裡，她可以做她自己，她有這個信心。

既然如此，作為母親，你會選擇包容，選擇如何修復你們之間的感情，尋找可行的溝通方式，目的就是要讓家庭盡快祥和，不走極端。

但現在你的情緒出了問題。從孩子父親突然去世後，你承受了重大的打擊，情緒和命運一樣跌宕起伏，雖說你沒有什麼嚴重的心理問題，一直堅強地生活，其實你的內心早已支離破碎。當你準備建立新家庭之前，對方可能信誓旦旦地向你承諾過要把你女兒當成自己的孩子，這應該也是你首先考慮的。你會提出自己的條件，比如：「我有一個女兒，如果我嫁過去，你不僅要接受我，還要接受我的女兒。」

第三篇　實戰與思考

　　當對方說要包容你的女兒，你才嫁過去。可是等你嫁過去後，因為孩子在你們中間妨礙了他，對方漸漸地開始把她視為眼中釘。不要說你們這種再婚夫妻，就算是原配夫妻，也會出現這種情況。

　　以前我跟我女兒之間也是爭風吃醋，因為女兒夾在我和妻子中間。妻子愛得更多的是女兒，而不是我，所以我嫉妒女兒，也因此經常把氣撒給女兒。

　　其實，只要媽媽溺愛孩子，孩子往往就容易成會爸爸攻擊的靶子。這是人之常情。這從動物王國也可以看到，雄獅為何會親手殺了自己的孩子，因為性的需求。

　　你那麼愛女兒，可想而知，男方肯定會憎恨你女兒，而你必然又會誓死保護自己的女兒，與他針鋒相對，於是你們兩人的心裡「各懷鬼胎」。這應了一句俗話：半路夫妻鬼搭夥。做夫妻難，做半路夫妻更難。

　　為了保護自己的孩子，你選擇和他分道揚鑣，但你自己卻又受了傷。假如沒有孩子這個「拖油瓶」，你可能會跟那個男人過一輩子。但為了孩子，你不得不放棄自己，所以身心再次受到重創。第一次喪夫，第二次離婚，這個打擊對一個弱女子來說是極大的。

　　第一次打擊，只是一瞬間，而第二次打擊不是離婚，而是從你們倆結婚後就開始了，或者說，從你嫁過去以後，你每天都在看對方的眼色，生怕他嫌棄你們母女，這成為你最大的一塊心病，也是你們夫妻之間一道無法踰越的鴻溝。可以說，每天你小心翼翼，如履薄冰，飽受精神折磨。

　　嫁給他的十多年裡，你心裡的疙瘩，如鯁在喉。他看著孩子插在你們中間很難受，而你看著他更難過。經過再婚後的幾年煎熬，你終於還是帶著女兒和他分手了。第二次比第一次的傷痛還要痛。

第十九章　案例實戰

　　自孩子爸去世以後，你很長時間活在悲傷和懷念之中。人都是這樣，生前平淡夫妻，都不覺得彼此珍惜，到了生死離別，就會感到後悔。

　　後悔自己沒有對他更好，要是對他再好一點，心裡也好受一點。就像我媽媽走後，我也十分悲痛。別人都說：「你媽媽還不好啊？都活到97歲了！你又對她那麼好……」可是，我覺得遠遠不夠。

　　第一次打擊沒讓你的人格產生扭曲，只是心理受到重大打擊，這好比房屋突然間被天上一顆隕石砸了一個窟窿。丈夫突然沒了，如同天塌了。但你對社會和世界的看法沒有因此而改變。而有的人遭受重大的打擊後，對社會的看法會發生嚴重扭曲，會怨恨社會，嫉妒別人。

　　可以看出你的觀念正確，只是心理受了很大的創傷。然而，第二次婚姻打擊，對你的人格是一個傷害。儘管你兩次婚姻失敗，內心千瘡百孔，但精神還在。儘管你內心渴望有個完整的家，但你對婚姻徹底失去了信心，不敢再建立新的家庭。人過五十，人生觀和價值觀都會改變。你坦言自己有心理問題，這點我也同意，你確實有心理問題。

　　兩個有心理問題的人在一起，就像兩個都打飽了氣的籃球能黏在一起嗎？兩個球都快要爆炸，都想釋放，都想把氣洩給對方，結果會如何呢？你也有很多東西想釋放，你也不想再包容，因為你心裡全都是負能量，心裡藏著一團怒火，急待釋放。

　　自己含辛茹苦把女兒養得這麼大，讓她接受良好的教育，指望她能為你爭一口氣，把自己與命運抗爭的勝算全部押在女兒的身上，可沒想到她還是這樣，這讓你十分沮喪。其實，你女兒心裡也有氣，她認為自己這麼善良，把全部的愛、全部的真誠，傾注在自己老公身上，卻換來了家暴，心裡是什麼滋味？

第三篇　實戰與思考

　　雖然家暴者受到應有的懲罰，是他罪有應得，但他們兩人畢竟是有多年感情的，老公出軌，這是妻子最不能接受的，但多年的感情又豈能一筆勾銷？

　　受了侮辱，後悔看錯了人，感覺天是灰色的，沒有陽光，沒有溫度，只剩下陰涼。以前愛情是她的全部希望，現在覺得沒有希望了。想起溫馨浪漫的過去，她想讓時光倒流。但過去的事又讓她感到痛苦，不堪回首。

　　她老是想自己以前那麼愛一個人，付出了那麼多，但她得到了什麼呢？暴打、背叛。比一比自己的同學和閨密，她們一個個都那麼開心，那麼幸福。為什麼我會這樣？難道我媽媽的命運又在我身上延續嗎？我可能就是這種命，也許這就是我的宿命。

　　她在內心非常厭惡你，並不是她不愛你，而是怕你，因為是你為她帶來不好的運氣。睜開眼睛，看到的就是眼前的事實，所以不想看到任何事、任何人在她面前晃，這會讓她很難受。所以你走近她，她肯定就用怒火噴向你，她現在就是一個火藥桶。

　　她的愛情結束了，心也死了。曾經用情太深，更害怕走媽媽的道路，所以她專心致志經營自己的婚姻。可是愛情已變成灰色，以後「我」沒有愛情了。過去的回不去，以後沒有希望了，現在的「我」不可能接受，只能懸在空中，下不來，也丟不下。

　　她無法接受現在，一直停留在過去，所以會心潮澎湃，所以才會有心理問題。如果你女兒去專科醫院檢查，很有可能被診斷為情感障礙或精神障礙，但你知道她不是精神病。

　　在人生的某個階段，每個人都有瘋狂的時候，何況遭受了那麼大的欺辱和打擊。作為母親，你看到女兒這種情況會發狂。你在過去受了那麼大

第十九章　案例實戰

的創傷,所以你不敢再去想婚姻。其實不是你不想,而是不敢想,因為覺得未來沒有希望。過去回不去,他爸爸不可能活過來,但你現在為什麼沒有那麼重的心理問題呢?因為你接受了現實。

但孩子不一樣,孩子心裡有夢,有過美好純真的夢。她認為心有多高,天就有多高,但她不知道命運這麼殘酷,所以她不接受現實,這就是她的心理問題所在。

如果你懂得她的心理,你就知道了如何與她溝通。心理諮商的目的就是要讓她告別過去,看到未來,接受現實。

你可以談談你的看法,你用過什麼方法對待孩子?

來訪者:我就是陪她,給她愛,讓她知道我愛她。但我有時候比較極端,對她的安全不放心,比如她晚上和同學出去玩,我就會跟著,甚至強行把她帶回來,她因此覺得很煩,說人活得沒意思,她經常會說這麼一句。如果讓她玩吧,又特別晚,半夜才回來,我也沒法睡覺。

她不讓我管她,但我不能不管,我就是擔心她。我最近這段時間總是睡不好,心思成天就在她身上,總是擔心她,擔心她出事。有一回,我看見她和幾個同學在外面打麻將,我就站在門口看著她,她覺得特別沒面子就出來了。

諮商師:那些受了委屈、內心空虛的女孩子在啤酒屋或酒吧喝得爛醉,你看見過吧?在現實中沒看見過,在電視裡也看見過吧?你女兒就是這種情況,她也需要那種環境,打麻將也是一種宣洩,不然她會憋死。怪不得她會跟你打起來,如果是我,我也會。

你的家庭教育理念有問題。孩子沒有發洩情緒的地方,你讓她的情緒不得發洩,你等於用繩子勒她的脖子。她本來就是個火藥桶,沒有引爆,

第三篇　實戰與思考

沒有危害社會，沒有傷害他人，她只是和同學在一起快樂一下，安全地發洩一下。可你卻一次次阻止她去快樂自己，去發洩自己。

來訪者：她說想找一個寺廟待一段時間。

諮商師：可以啊。受到這麼大的打擊，很多人想出家，削髮為尼，有的甚至會走極端，你女兒採取這種方式算是好的。

來訪者：她說只是帶髮修行。

諮商師：我知道有很多孩子有過這種想法。她現在是問你同不同意，是因為她很在乎你的感受。

來訪者：我說行啊，你想去就去吧。雖然這個想法很另類，但我也支持。在寺廟修行比晚上出去和同學玩，要讓我放心得多。

諮商師：她去了寺廟，可能會削髮為尼，你願意嗎？

來訪者：信就信吧，但我覺得她信佛不大可能。說話很直接，心裡藏不住事，不是那種心思很重的。她有時候天馬行空，還說要當什麼武林俠客，想除暴安良。其實我聽明白你的意思了，我得包容她，陪伴她，讓她去找個發洩的地方。

諮商師：錯了，孩子現在不需要你陪伴。幹麼要陪伴？除非她需要你陪伴。很多時候，彼此都不需要陪伴，只須理解就可以。每個人都希望擁有自己獨立的空間，不喜歡別人去打擾。她有她的獨立空間，你有你的私人領地，為何要干擾她？

請記住，你們是截然不同、完全獨立的兩個人，幹麼非得要捆綁在一起？不要以為自己喜歡，出於好心好意，一廂情願去幫助和關心別人，別人就會受益，卻不知你在干擾別人的生活，犧牲別人的幸福，讓人覺得你沒有品味。

第十九章　案例實戰

　　有個經典的案例，我稍微修改一下講給你聽。一個媽媽去問高僧：我對孩子這麼好，這麼愛她，為什麼她卻離我而去？

　　高僧問，你是怎麼愛她的？

　　媽媽說，我叫她晚上不要和同學到外面打麻將，不要跟人去喝酒，會影響身體，也讓我擔心害怕，睡不了覺。我為這個家操心操肺，我都是為孩子好啊。

　　高僧說，你是一個惡毒的女人！並不是打人、做壞事，就是惡毒。最惡的人，就是沒有包容心，總是把自己的想法、自己的要求、自己的標準強加到別人身上。一個成年女孩，在外面和同學聚會玩牌喝酒，肯定有她這樣做的理由。她有自己的想法，也許她心裡非常難受，也許她恨不得喝個爛醉，以此麻痺自己的痛苦。

　　其實，她選擇打麻將是最好、最安全的發洩方式，但你不讓她發洩，你不管什麼原因都要全力阻礙她，你恨不得把女兒像腰帶一樣繫在自己的腰上。你沒有這個權力，雖然你生養了她，但她是她，你是你，你們都有各自不同的思想，都要互相尊重，不需要別人去改變。

　　你沒有讓她保持獨立的空間。每個人都是獨立的，她不要求你去陪伴，你幹麼要去陪伴她？彼此理解尊重，保持一點距離，這才是真正的善良。

　　最高的善良就是包容和理解。怎麼包容她呀？古代講究心空，讓自己的心空下來，才能去包容別人。但你的心空不下來，一天到晚把注意力集中在孩子身上，怎麼包容得了她？

　　你剛剛說「我明白你的意思」，其實你不明白。因為現在還達不到那種境界，因為你心裡全是女兒，全是她的未來和前途。你現在食不知味，夜不能寐，工作也沒心思，是因為你全部的心思都在你女兒身上。女兒的

第三篇　實戰與思考

事把你的心房塞得滿滿的,所以現在的你心裡不可能包容任何東西。就像一個小閣樓,裡面塞滿了雜物。你一個人住在裡面都顯得十分擁擠,如果還有人要往裡面擠,你受得了嗎?所以女兒晚上去外面打麻將,甚至你女兒的一點「反常」,都會讓你受不了。

嘴巴上說「我包容,我包容」,其實還是強忍。包容不等於忍受,忍的頭上有把刀,忍受以後就會壓抑自己,這意味著以後將有更大的情緒爆發。寬大的胸懷,必須要有正確的見解。對事物有正確的認知,對社會、對世界、對自己有正確的見解,包括今天我們的談話,也可以讓你有一點點正確的見解。但更多的見解,要悟,需要你去領悟。

唐三藏去西天取經,就是去學習,去思考,去領悟。抱著修行或領悟,選擇出家當尼姑,我不大贊成。那麼多優秀的孩子,躲到寺廟當和尚、做尼姑,太可惜!我曾經在一座大寺廟,看到成百上千和尚、尼姑,都是非常俊秀的孩子,他們大都是因為戀愛、婚姻、事業挫敗選擇出家。

2012年,我陪姐姐去了一座著名的寺廟,在裡面住了幾天。與我同住一個房間的幾個準備出家的年輕人全部被我勸下了山。一個人只要心裡有佛,何必出家?年輕人受了一點挫折就想躲到大山裡去清修,與其說是修行,不如說是逃避責任,逃避現實。我不建議離家修行,但我建議在家修行。

只有站在巨人的肩膀上才能看得更遠。向生活學習,向領悟者學習。生活中有很多值得我們學習的地方,投入生活,融入生活,藉助各種現實中的人和事,反觀自己,反照自己哪裡有問題。

唐代李世民講過一句話:以銅為鏡,可正衣冠;以人為鏡,可知得失;以史為鑑,可知興衰。

作為心理諮商師,如果沒有健康的人格,怎麼能夠幫助別人?有心理

第十九章 案例實戰

問題的人，本來都是因為思想觀念產生動搖，出現了偏差。諮商師要用自己正確的思想觀念去影響他們，用自己的生命去影響生命，用自己的靈魂去喚醒靈魂。如果心理諮商師自己的人格都有問題，怎麼能影響別人？如果自己的生命都脆弱不堪，怎麼能影響別人？如果自己的靈魂都骯髒不堪，怎麼能喚醒來訪者的靈魂？

打鐵還須自身硬。自己都離了婚，怎麼能勸別人不要離婚？自己家都亂七八糟，怎麼還做家庭教育？

要到生活中去，生活就是我們的老師。現實中形形色色的人，有好人有壞人，好人是我的榜樣，是前進中的方向鏡，壞人更是我的警示鏡，避免步入險境。不管好人還是壞人，都是人生道路上的鏡子，都值得我們去觀照，去借鑑，都要以他們為鏡，讓我們選擇正確的道路，這就是悟。

孔子說：三人行，必有我師。在生活中，自然會學到東西。為什麼張三這樣做，李四那樣做？透過觀察和思考，就知道我該怎麼做。張三曾經戀愛失敗了，李四的婚姻也曾走過許多彎彎曲曲的路，最後他們都走向了神聖的婚姻殿堂，並且日子過得也不差。他們是怎麼過來的？

你也走了一段曲折的婚姻小路，你現在也可以再建立一個家庭。只要你願意，只要你準備好了，只有你走出來了，你才會影響你女兒；只有你心裡有滿滿的正能量，才有能量影響你女兒。如果你現在心裡還是塞滿了她，不管你怎麼做，也不管她怎麼做，你的眼裡只有她，你們母女都會不知所措。

你一定要把自己放空。只有放空自己，才能讓自己自由，當然也讓你女兒自由。一定要找一個自己喜歡的男人，不要害怕，只要心中充滿正能量，上對得起天，下對得起地，堂堂正正，問心無愧，你肯定能找到自己真正能夠託付終身的男人。其實，有很多單身的男人也在尋找自己的另一

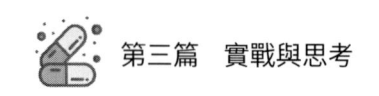

半，把自己的真情拿出來，做好你自己，你肯定會獲得理想的婚姻。

　　心裡有燭光，才能燭照天下。心裡有光亮，才能照亮別人。你自己都過得陰暗，你的女兒怎能不陰暗？孩子想陽光也陽光不起來，因為她有個陰暗的媽媽。她的心燈一閃亮，你發出的一股陰風就會把它吹滅。你的心態不改變，你女兒想積極向上，想陽光都不行。媽媽用母愛、用道德綁架了女兒，讓她感到無力。因為她知道你一切都是為她好，但她不需要這種愛。

　　溺愛會殺人，你那無微不至的愛，就好比一把尖刀，從其背後捅她一刀，讓她防不勝防。前面伸過來的刀還能抵擋，你從她背後對著心臟，給她溫柔的一刀，讓她無力抵抗。你女兒現在已經是傷痕累累，被你愛得奄奄一息。

　　現在你千萬不要去陪伴她，不要再去愛她，你只要愛自己，才是對你女兒最大的愛。

　　來訪者：太感謝了。聽完，我感覺到您是在用靈魂跟我交流，聽了您的一席話，真的感覺身心放鬆，心裡充滿了愛，充滿了力量，以前很無助，看不到任何希望。現在方向感很明確，我知道自己該怎麼做，我相信我們兩人都會變好。努力向著陽光奔跑，向您致敬！

第十三節　如何讓人發現自己的判斷錯了？

　　來訪者：我去年出了車禍，剛開始恢復得很快，今年也能走動了，但是我一出院回家之後，就看見鄰居和幾個人當面對我吐口水，還說要把我

第十九章 案例實戰

做成輪胎。我聽了很震驚，媽媽在旁邊也氣得說不出話。那之後一天，我問我媽他們為什麼對我吐口水，她說完全沒有這回事。後面我爸說他同事買新車了，可是我一看那輛車就是撞我的那輛，我爸的同事也對我吐口水。我可能是名聲臭了吧。我媽說我整天胡思亂想不正常。我也覺得自己怪怪的，我鄰居老是到我家門口罵我。我難道精神分裂了？我這是精神病嗎？

諮商師：不要隨意對自己戴精神病的帽子。這種情況很常見，雖然你的身體恢復得很快，但心理創傷的修復需要漫長的時間。

所謂一朝被蛇咬，十年怕草繩。說的就是一次被蛇咬過，十年都會心有餘悸。別說看到蛇，就連見到和蛇有些相似的繩子，也會驚恐萬分，以為那就是蛇，繼而陷入被蛇咬的恐怖情景之中。當人虛弱的時候，就像驚弓之鳥，對現實中的刺激十分敏感。

據《三國志》記載，曹操因刺殺董卓未遂，逃亡途中，躲藏在親戚家裡，半夜裡親戚家人準備殺豬宰羊款待他，但曹操疑心大起，以為親戚想殺他，於是先下手為強，把恩人一家都殺了。

你看到別人向你吐口水，甚至還說你媽媽當時也在場，氣得說不出話，這種感覺很真實。鄰居吐口水，似乎與你發生車禍風馬牛不相及，這又是怎麼回事呢？

這兩件事看起來沒有關係，其實它們是有關聯的。正如你說，你認為自己名聲不好，混得不好，沒有出息（或許有人說過你，或許自我感覺），認為鄰居看不起你，對你不友善，所以你一直有這個擔心、顧慮。尤其發生了車禍，讓你身體受了傷，雖然恢復得很快，但你還是很虛弱，所以你生怕別人幸災樂禍。

第三篇　實戰與思考

　　為什麼當時受傷後沒有這個想法，而等你痊癒出院後才有呢？因為當時你的注意力焦點是自己的病情，你知道身體是最重要的，其他都不在話下，所以你全神貫注在自己的身體恢復上。如今你的病情已無大礙，你知道不久就能正常生活。

　　可是牛事沒去，馬事又來，你開始關注起別人的眼光，關注你在別人心目中的形象。因為自己確實缺少底氣（自覺混得不怎樣的），所以才敏感這事，生怕別人瞧不起你。以至於鄰居一個微笑，一個表情，甚至隨便張張嘴巴，就以為別人在嘲笑你，向你吐口水，在說你的壞話，看不起你，對你不友善。

　　當你執著於自我感覺中（往往躺在家裡胡思亂想），就懷疑別人會做傷害你的事，比如向你吐口水，說你的壞話。疑久必勝真，於是你就像見到真的一樣。

　　這一切都是因為你太虛弱，太在意別人對自己的看法，太關注這方面。就像我過去太在意口吃，太在意別人怎麼看我，以至於別人的眼神，竊竊私語，甚至連街上打著「小吃部」、「口腔科」的廣告，我都以為是別人故意嘲笑我有口吃，背後議論我的口吃，對我懷有敵意。其實這是一種心理泛化現象，與「一朝被蛇咬，十年怕草繩」是一樣的道理，並不是什麼精神分裂中的幻覺。

　　有位癌症患者也出現過類似的情況。只要他看到妻子在路上跟別的男人打個招呼，或者與別人相視而笑，就以為妻子跟別人有染，之後就跟蹤妻子，甚至想購買電子偵查設備。旁觀者都清楚這男子是因為自己身體虛弱導致自卑才會如此。

　　遇到這種情況怎麼辦？不能跟著自己的感覺走，因為感覺往往會騙

第十九章 案例實戰

人，尤其是對某人有不好的看法，這種感覺不可全信。

你說別人向你吐口水，雖然感覺很真實，但不能讓它牽著你的鼻子走。你一定要到現實中找到參考點，比如「媽媽說完全沒有這回事」，你一定要相信身邊的人，尤其是自己的親人，就是不能相信自己的感覺。就像曹操看到別人半夜磨刀，就以為人家想殺他。就是因為曹操相信自己的感覺和判斷，才導致了災難性的結果發生。

當人遇到壓力，做了虧心事，或者身體虛弱、心虛的時候，都會像驚弓之鳥，草木皆兵。這種現象在生活中很常見，每個人或多或少都有。雖然曹操錯殺了恩人，但你能說曹操有精神病嗎？

你的錯覺只是暫時的，是你一時「氣」昏了頭造成的。因為你鑽到裡面去了，看不到客觀真實的東西，就像跌入井底的青蛙，看到頭頂有片烏雲就以為要下大雨。

俗話說，當局者迷，旁觀者清。一個人只有走出一步，換個角度看問題，結果就不同了。看看跟你有相似問題的人，看看人家是怎麼對待問題的，或許你就知道了答案。

如果你能看到自己的心理問題，就不是憂鬱症患者。那些有被害妄想症或有幻聽的精神病人，能知道自己判斷失誤或聽錯了嗎？那些精神分裂的人，水中撈月，無中生有，他們知道那是海市蜃樓式的假象嗎？不知道吧！站在你現在所處的位置，你認為自己看對了，因為每一個人都相信自己的眼睛。

怎麼才能夠判斷自己的眼睛是錯的？怎麼能夠相信自己的理論是錯的？這就需要有個參考點或者客觀標準。就像夜晚航行，容易迷失航向。這時，北極星可以作為參考點，指引航向。

第三篇　實戰與思考

　　有沒有嚴重的心理問題，就看你能不能適合現實環境。這是一個很重要的參考點和客觀標準，但不是唯一的。因為有不少微笑憂鬱症患者，也能適應現實環境。

　　人的眼睛和人的感覺有時候會騙人，因此我們不能完全相信自己的感覺。精神官能症的人，比如強迫症、恐懼症患者都知道自己的心理有問題，而憂鬱症、精神分裂患者大多不知道。知道自己有問題就好辦。

　　鬱症的人心裡都有「魔」。只因心裡有魔，眼睛才會看到魔。其實，世上哪有魔鬼。各種陰暗的、猙獰的、消極的、猜疑的，各種幻覺，被害妄想……這些都是自己的心魔投射在人眼前的假象。

　　在我患病的時候，我也曾目光如炬，對外界極其敏感多疑，總以為別人要害我，與我為敵。當我的心靈解脫後，我的眼睛仍然一度敏感，總是感覺別人想害我，很多雙眼睛似乎都在盯著我。

　　怎麼辦？我知道這是心魔在作祟。儘管我的想法自由了，但我的心理種子還在，它還會在一定的時期內頻頻發作。也就是說，我還會在一定的時期內存在各種錯誤的感覺。

　　比如當我恨起某人或看不慣某人的時候，我告訴自己不能跟著自己的感覺走。相反，我會朝著感覺相反的方向出發，靠近某人，親近某人。漸漸，我發現某人其實並不是原先我認為的那樣。

　　當我完全識破了「心魔」的真面目和它的伎倆後，我就釋然了，放下了，我開始允許自己有錯誤的感覺，它從此再也不會影響我的判斷，再也不會迷惑我的心智。

　　事實上，凡事都有兩面性，當我心裡不開心，心裡有事，心裡有「魔」，我們就會看到事物的陰暗面，甚至滿目瘡痍；當我們開心，洋溢著幸福甜

蜜的時候，我們就會看到事物的陽光面，滿眼都是幸福美景。

總之，心裡有魔，世界盡是魔；心中有佛，世上都是佛。

第十四節　讓頹廢的學生重新站起來

陪同事到朋友家做客。一位媽媽向我求助孩子的學業問題，於是開始了這次別開生面的桌前心理諮商。

媽媽說，孩子現在在一所明星高中就讀，去年學業成績班級前十，今年疫情後復課到現在，成績直線下降。班導師告知說，孩子和班上一個女同學談戀愛。得知情況後，自己立即從千里迢迢的外地趕往孩子身邊，詢問此事，孩子默不作聲。看著自己的孩子一下子變得頹廢了，整天無精打采，吃飯沒胃口，睡覺翻來覆去，自己非常著急。端午節前一天，自己拚死拚活把孩子拉回老家，想讓孩子暫時離開那個女孩。

媽媽說，孩子的小學和國中都在寄宿學校，自律性很強，國中畢業就以優異成績進入明星高中的「資優班」學習。並說孩子EQ很高，喜愛籃球和音樂，在學校和班級活動中表現得非常活躍。

聽完媽媽的介紹，我利用午餐前的十分鐘，準備和孩子交流。當看到一個英俊的高個男孩從我身邊走過時，我就逮住一個發光點：「哇，好帥氣的年輕人，一看就知道是個運動型人才。」聽到有人誇，孩子轉身禮貌地看看我。我自我介紹說：「我是一名警察，因為破案需求，平時喜歡思索人的心理活動。」

第三篇　實戰與思考

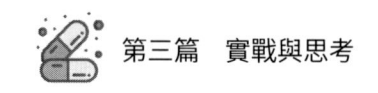

孩子接著用眼睛看著我，期待我說話。

「我平日裡喜歡看動物世界。獵殺性動物個個都是身形矯健的運動健將。你穿的紅色上衣，表示你想以最火紅的顏色吸引別人的注意，也就是說，你不僅智商高，EQ 更高。瞧你的胸前印著『紅棕烈馬』四個字，意思就是：你不願被拘束。崇尚個性自由，像一匹馳騁疆場的戰馬，隨時衝鋒陷陣。」

孩子有點動心地說：「您能幫我規劃一下大學入學考志願嗎？」

我說：「你的未來，是由過去和現在共同決定的。過去你做了什麼，是你的本錢或基礎。現在你做什麼，決定你將來的方向。」

孩子越聽越有興趣，問我是否願意和他上樓私聊。

我說：「當然可以。」於是我們就在樓上客廳桌子旁坐下。

我在桌子上隨意擺放了幾個東西──蘋果、茶杯、遊戲機、廢棄餐巾紙，說道：「過去的你好比一把精準的手槍。這把槍，你要打誰，就看你現在瞄準的方向。如果你射向蘋果，代表你一生平安。為此，你現在就要發奮努力，因為只有付出，等額回報才會來到。

「如果你射向遊戲機，你現在就沉迷手機遊戲，以後你將成為遊戲大王。」

孩子搖搖頭。

「如果你射向這堆餐巾紙垃圾，比如你現在享受校園浪漫愛情，將來呢？你要知道，如果你考不到一所好大學，而那位女同學卻考上了，她還會繼續跟著你嗎？」

孩子又搖搖頭。

第十九章　案例實戰

「有眼光的女孩都喜歡有潛力的男生。正因為你是一匹『紅棕烈馬』，女孩才會鍾情你。如果你沉溺其中，學業成績肯定會直線下降。

「我記得自己讀高一的時候，有個姐姐很關心我，我當年寄宿在她家裡，她怕我餓著，每天都給我好吃的。我開始想入非非，每天課堂上浮現的都是她的神情，我的成績由前面降到後面。我發現情況不對，立刻切斷了愛情。因為我知道，如果自己沒有考上大學，可能什麼都不是，將來或許就和這堆餐巾紙垃圾一樣。

「花香自有蝴蝶來。男人只要有真本事，女孩、同學、老師、眾親友都會對你刮目相看。」

男孩點頭。

「你讀書究竟為了誰？為父母，還是為自己？」

孩子想了想說：「當然是為自己。」

我說：「不對，你是為國家。國家興亡，匹夫有責，男兒當自強。男人活著，就要頂天立地，要為國家而讀書。正像你的座右銘『紅棕烈馬』，不就證明你要保家衛國，準備馳騁疆場的遠大抱負嗎？」

孩子表情凝重了。

「有國才有家，只要你為國讀書，立下凌雲志，國家定不負有心人。過去你上過武術學校，有武術功底，你的大學入學考志願應該選擇與此相關。」

孩子說：「對對對。我就想讀警察或軍事院校。」

「很好！那你現在就要定好理想，很多大學都是一流的院校，可以學習頂尖的國防技術。為了實現這個目標，你現在就要一步一個腳印，逐漸向大目標靠近，明年大學入學考後我等著你的捷報。」

第三篇　實戰與思考

　　孩子一邊聽，一邊握緊拳頭。顯然，我的話在他心裡掀起了波瀾。

　　十分鐘後，我們下樓和客人們一起用餐。孩子很懂禮數，不時替我夾菜。臨別時，媽媽有些不放心。我就建議：「你們夫妻好好打理自己的生意，學業上的事情、情感上的問題，交給孩子自己去處理。只有相信孩子的現在，才能擁有孩子的未來！」

　　我還特別建議：「你們在外經商，一定要行善積德，不做坑蒙拐騙、傷天害理的事。碰到真正貧苦者，要伸出熱情的手，獻出溫暖的心。」

　　媽媽點頭稱是。

　　此刻，我百感交集，為孩子心有靈犀一點通感到高興，更為孩子的未來默默地祝福。

　　第二天大清早，我收到孩子媽媽傳來的端午節祝福，並告訴我說，孩子昨晚八點鐘突然握著她的手說：媽媽，你不要再為我操心！就拿成績說話，看我的表現吧。說明孩子經過思考後，想通了，準備朝理想奮發。

　　我回覆孩子的媽媽：「你就放心吧，相信自己的孩子。話說回來，即使孩子不努力，你們家長又能怎樣？能逼著讀書嗎？你以為現在的孩子和你小時候一樣嗎？」

　　家長回覆說：「真不敢相信，昨日幾分鐘的交流，就讓我的孩子變得這麼快！一起為孩子祝福吧！」

第十五節　上學就會肚子痛

　　一個俊俏、好學好勝、活潑開朗的女孩突然被打趴了。孩子的媽媽告訴我女孩有半個月沒有去上學了，說是肚子痛，這裡痛那裡痛，渾身都痛，但去醫院檢查卻查不出任何毛病。

　　她每天躺在家裡，想到學業，心急如焚，卻又不敢邁出門檻半步……

　　到了女孩家，一個穿著一雙棉拖鞋、一副病態的女孩，出現在我面前。這個女孩我曾經見過一面，當時的她青春陽光，努力奮發，如今她變得這麼頹廢，我差點沒認出來。

　　女孩正在上高中，因為偶爾的一次身體不適，就懷疑自己又回到了從前那種惡夢一般的狀態。之前家人帶她轉戰城裡各大醫院檢查和治療，包括心理諮商，但都沒有獲得什麼效果，女孩也對心理諮商感到排斥。孩子媽媽在電話那邊哭訴著。由於父母不在身邊，我們只能和孩子的奶奶聯絡。

　　奶奶簡單介紹了情況。女孩見到我沒有拒絕，只是為自己的如此「病態」感到有些難為情。我們在孩子的房間，用紙和筆畫了五個策略：杯弓蛇影、麻雀和蝙蝠思維、疑鄰盜斧、黃河理論、火把思維。經過一個多小時，女孩突然大聲喊：「我明天就去上學，原來都是自己想出來的病。」

　　看到頹廢了的女孩一下振作起來，我們都很高興。

　　可是第二天上午八點鐘奶奶就打來電話詢問，孩子昨晚半夜肚子痛得很厲害，今天早上又沒有去上學。奶奶不知所措，在異地的父母也是焦急萬分。

第三篇　實戰與思考

　　我向孩子闡明「肚子痛」的原因：可能是精神官能症的症狀。注意身上某處，那裡就會緊張起來。你的痛點是在肚子上，自然那裡就更容易引起你的注意和緊張，它就會痙攣並且痛起來，接著你就會更加緊張，更加關注。如此心理和生理互動作用，導致你現在的情況越來越糟糕。

　　「憂思成結。你已經形成了心理種子，它是你一次次關注埋下的。只要遇到特定的場景，它就會蠢蠢欲動，破土而出。

　　『它又回來了！』你嚇得兩腿發抖，這就是你的情況，而且這種情況不管你關心與否，還會持續一段時間。當其能量釋放完畢，就如火山噴發完，就會變成死火山，徹底靜下來。前提是你必須允許它的噴發，允許它的存在。」

　　我又跟孩子講了媽媽懷孕期間胎動和唐僧西行克服重重阻力最終獲取真經的故事。鼓勵孩子給自己希望和信心，學會勇敢堅強，自己的命運完全掌握在自己手裡。孩子欣然同意去上學。上午十點半我再次打電話詢問孩子的情況，孩子說老師叫她下午去。

　　可是下午2點鐘，女孩打電話跟我說自己的肚子痛得很厲害，發出求助。我立即驅車前往女孩所在地。

　　看到孩子痛得蹲在地上，我就扶著她坐到沙發上，讓她喝一杯開水，她才慢慢地回過神來。之後我透過畫圖，系統性地講解人腦的功能和心理創傷的原理，再講解古代脫敏案例，讓女孩明白自己的「病」怎樣才能消退。

　　講完理論後，我要她去廚房吃點東西，一提到吃飯，條件反射就接上了，馬上肚子痛，反胃，噁心。我說：這是肚子裡的負面記憶被喚醒，負能量在釋放，並無大礙，難過就難過，千萬要理解，放過它，因為它們都

是有果必有其因，都是你過去培養的「孩子」。

為了轉移注意力，我教她幾種放鬆術（肌肉放鬆和大腦放鬆）。

孩子之後吃了一點麵條，儘管想吐，但我說：「允許這種感覺存在，而且來得越多，越頻繁，負面情緒釋放越快，就會好得越快。」

女孩明白了我的意思。接著我幫女孩一起施行脫敏，讓她背著書包，騎腳踏車朝學校方向去，孩子說肚子很痛。我就一路講故事，轉移其注意力。雖然有時疼痛，但勉強可以過去，大約走了一公里，孩子說撐不住，我就讓其打住，我們一起回去。

向著害怕的方向前進，但又小心翼翼，避免自己受傷，這是系統脫敏的原則。我建議女孩家人買一個音樂播放器，叫女孩每天聽同頻共振的抒情音樂，一是可以轉移注意力，二是和自己的心情同頻的音樂可以釋放掉負面情緒。

我想女孩已經明白了。晚飯後，我打電話給女孩家人，女孩接了電話，很開心的樣子，說自己吃了晚飯。

第十六節　軀體化困惑

幾年前，我接待了一個來訪者，他的問題有些「奇怪」。只要開車，甚至提到開車，只要彙報工作，提到見上級，甚至只要準備出差，就有暈車的感覺，反胃，嘔吐，而且吐個不停，非得去醫院吊上幾天點滴才行。由於問題遲遲得不到解決，導致他心情憂鬱，憔悴不堪。

第三篇　實戰與思考

起因是兩年前,他準備去上級部門述職,因此接連加了幾天夜班準備資料。那天開車去城裡的路上,他出現了嚴重暈車:頭暈,反胃,嘔吐,拉肚子。述職時,他的狀態特別糟糕,因此受到上級主管的責怪。回來的路上,他一直埋怨自己,恨自己不爭氣,明明自己有業績,有管理能力,明明這次述職後可以晉級,卻因為自己的糟糕表現泡湯了。

死也想不通,從不暈車的他,關鍵時為何暈車了,而且身體和精神狀態如此糟糕,因此耿耿於懷,難以釋懷。從那以後,只要開車,只要提到開車,只要提到彙報,只要提到見上級,就會出現暈車的反應。

這種軀體化問題已經泛化到嚴重的程度。經過三次諮商,我採用秋水理論幫他打開了心結,並且指導來訪者多次實施脫敏訓練。兩個月後,來訪者不再害怕開車了。

第十七節　大學入學考前為何會頭暈?

進入高三學期,許多學生出現各種心理和生理異常,比如頭暈疲乏,大腦空白,胸悶氣堵,軀體疼痛,神經過敏等等,這些現象又容易被考生懷疑得了某種疾病而無法投入緊張的學習中。

不是懷疑患了這病,就是懷疑得了那病,但每次到醫院檢查,結果都正常。醫院權威診斷雖然讓孩子暫時放下心來,但牛事已過,馬事又來了,不能消停。家長苦不堪言,孩子的問題也越來越嚴重,有的因此而憂鬱。其實這些都是因為對大考壓力處置不當導致心理和生理暫時性紊亂的結果。

第十九章　案例實戰

有個高三學生,自稱持續多日頭暈疲乏,無法專心念書。家長帶孩子去醫院做各項健康檢查,卻查不出任何問題。醫院查不出問題,不等於沒有問題!孩子心裡總是這樣想著。故而一次次去醫院檢查,甚至去大型醫院做了一次檢查,當然結果還是一樣。

孩子還是一如既往,用手機查詢自己的病情,甚至三更半夜「樂」此不疲。一旦在網路上發現某個病例和他的情況相似,就對號入座,懷疑自己得了那個病,而且深信不疑,還逼著家長幫他尋找治病的醫生。結果怎麼樣呢?孩子的疑病問題越來越嚴重,行為也變得越來越瘋狂!

家長勸說孩子:「你是心理問題引起的頭暈腦脹,不是器質性病變。」

但已陷入泥潭的孩子豈能相信家長。家長因此向我求助。我根據孩子出現的危機對其實行了心理介入。我這樣跟孩子分析:

「你父母把你當一匹戰馬去衝鋒陷陣 —— 叫你去讀書,將來考個好大學。而你呢?又把自己的潛能當戰馬,逼著它為你去廝殺(去念書,去迎接大學入學考)。但這匹戰馬不配合,死活不肯幫你,因為它害怕,不爭氣,它只能顫抖著,畏縮不前。而你卻不放過它,拚命地催趕它,打它,罵它。你的戰馬沒有實力,實在是力不從心,但又不能讓你相信。於是它只有尋找各種客觀理由,逼著自己的身體去做擋箭牌,因此讓你的軀體出現頭暈目眩,尿頻,胡思亂想,注意力不集中,失眠,四肢乏力,幻覺,腰痠背痛等生理症狀,這些客觀理由足以瞞天過海,讓你相信它病了而不再去逼它。

「看到你的身體出現狀況,家長自然就不再逼你學習。這時候,糟糕的身體狀況使你逼著家長帶你去醫院檢查,但醫院又查不出你的病因。這究竟是何故?其實這是人體自我防禦機制在發揮作用,並非真的有什麼

第三篇　實戰與思考

病！要說有病，也是父母逼出來的。父母一次次逼著你去學習，你逼著父母帶你去治病。如此循環往復，將會嚴重影響你的學習。」

當我把這些分析給孩子聽後，他似乎有點明白。於是我開始建議父母不要再去逼孩子念書，這樣孩子就不會逼自己的潛意識，潛意識也就不會逼自己的身體，孩子的身體無恙，自然就不會逼父母帶他去醫院。

可父母說：「我們又沒有逼孩子，反而是寬他的心，告訴他，沒關係，考不好明年再來……」

我對父母說：「要知道，孩子在內心深處（潛意識）非常渴望能在父母面前表現好一點。你們嘴上雖然說不要緊，不給孩子壓力，但在孩子看來，父母對他的關心就是對他的期望，而父母的期望對孩子來說，恍如抵在胸口上的一把尖刀。

「孩子總是默默地發奮努力，想透過提高學業成績引起父母的注意，得到父母的尊重。而你們做父母的離異多年，對孩子幼小的心靈造成了極大傷害，這個童年陰影一直影響著孩子。儘管孩子自己都不知道是怎麼回事，但其受傷的潛意識一直都想彌補這一缺陷──透過提高自己的學業成績討父母的歡心，讓父母復合。

「毫無疑問，一個懂事並且成績好的孩子更容易吸引父母回頭，重歸於好。可孩子的想法欲速則不達，反而事與願違，讓父母揪心。所以父母的潛意識都不願回到一個缺乏溫暖和希望的家。

「試想：妻子嫻淑，善解人意，飯菜可口，孩子聽話，這樣溫馨的家庭，哪個男人會離家出走？同樣，如果丈夫體惜和尊重妻子，扛起家的責任，哪個妻子會嘮叨和寒心呢？當然我不是責怪孩子的父母，我只是想說，為了孩子，也為了自己的幸福晚年，請放下自尊，為孩子營造一個溫

馨的家，這是對孩子的責任，也是對社會的責任。」

談話結束前，我勸孩子要學會自強。但自強不能盲目，必須懂得方向和方法。凡事不要做給父母看，只做給自己看。孩子當下最重要的就是修復受傷的心——那匹受傷的戰馬。只要自己內心強大了，有實力，才會有魅力，別人自然就會尊重你。最重要的是，這也會為你的父母破鏡重圓創造條件。

第十八節　是誰傷害了孩子？

影子的媽媽告訴我，孩子坐在床上，從早到晚盯著天花板，一次次唸著：「老師看到我爬上樓頂，生怕我尋短，還跟我說，你不要害得我們學校身敗名裂。老師的眼裡難道只有利益？連生命都沒有金錢利益重要？」

當影子目睹父親拋棄了她們母女後，感覺天要塌下來了；當影子看到母親被折磨得生不如死，曾經溫馨的家已支離破碎，她的心也被揉碎了；當影子在社群媒體刷到父親跟別的女人秀恩愛，腦子裡嗡的一下炸響！她快步走出教室，一個人坐到樓頂上。她想一個人安靜一會，她想痛斥這個「醜惡的」世界！

她受不了現實的喧囂，忍受不了同學們幸福燦爛的笑容，更受不了課堂上老師揮手洋溢的正能量。一次次被自己崇拜的偶像背叛和拋棄，純真的信仰和希望崩塌了。影子欲哭無淚，淋著雨，走到河邊，把雙腳浸入冰涼的水中，她恨自己，恨這個世界，恨世上的每一個人。

第三篇　實戰與思考

　　這讓我想起幾年前一名患憂鬱症的女孩，也跟她媽媽說過一句相同的話：「老師除了對我嚴格外，就是開除我，拋棄我，生怕我替他們帶來麻煩！」

　　「連生命都不放在眼裡，這個世界怎麼這麼現實？怎麼變得如此沒有人性？」孩子每天失魂落魄地在房子裡走來走去，說著同樣的話。老師是心靈導師，是孩子們的偶像，被自己崇拜的偶像傷害是心裡難以癒合的傷痛。

　　一名強迫症者也向我敘說他起病的原因：為了替孩子安排個好位置，他帶著菸酒送給班導師。此事如果瞞住了孩子，什麼問題都沒有，可偏偏被孩子發現了。從那以後孩子恨透了老師，恨透了學校和社會。在孩子的心靈中，父母是偉大的，學校是聖潔的，老師更是高尚的。每當校園裡響起一些兒歌，都會讓我們想起天真爛漫和幸福的童年時光，想起母校，想起老師，回味校園吹來涼爽的風，心中無限感慨。

　　兒歌還在校園迴響，但現實中吹來了利益至上的歪風邪氣。純潔的心靈被汙染了，童真的心受傷了。對孩子最大的傷害，來自孩子最信任的人。

　　「我好煩！」看到有人走進她的臥室，孩子大聲怒吼著。孩子現在已經聽不進任何勸慰的話，什麼道理她都懂，無須我們再講什麼，直到晚上，孩子向我傳來一封道歉信。

　　孩子是國家的未來、國家的希望。保護孩子，就要從家庭和學校開始。每個人內心都有一根脆弱的弦，有時候繃得緊緊的，一觸即發，有時候鬆弛，隨意觸碰也不會發出聲音。呵護孩子，保護純潔的心靈，讓孩子在健康的環境中幸福成長，是每位家長、每位老師的責任！

　　愛可以喚回一切，愛可以撫平傷痛。

第十九章　案例實戰

第十九節　替雙向孩子做輔導

　　一個週日，一位父親帶著孩子來找我。某明星高中男生，身材高大，雙向憂鬱多年。透過服藥，基本穩定了情緒，但副作用明顯：白天嗜睡，上午第一節和第二節課昏昏欲睡，早上醒不來，必須叫醒，體重也增加了，學業成績也下降了。孩子再次陷入了憂鬱。現在的情況是，每天晚上下課，就拿著手機玩，到 11 點後才放手，有時玩到凌晨 2 點。

　　「他自己說玩到十點半，但總是做不到！玩到那麼晚，必然影響第二天的學習，怎麼辦呢？」父親哭喪著臉看著我說。

　　透過諮商，我讓父子「打勾勾」達成默契：晚上 11 點鐘睡覺之前，孩子主動把手機交給爸爸，時間到了爸爸也可以主動提示孩子交出手機，但不能下達命令的口吻！可爸爸卻說：「我只是擔心影響他的身體，怕影響他第二天的學習……」

　　這些道理，孩子都懂。男孩對自己玩手機「失控」也有話說：「有時候看到同學在教室偷偷玩手機，我也想玩。但我一次次告訴自己不能再玩，因為玩物喪志，影響學習，所以自己很想努力。」

　　這說明孩子有自律性。問題是，孩子想玩手機的慾望就好比滾滾而下的黃河，如果從正面去堵截，這就糟糕了！人不能堵截慾望，但可以控制行為。比如受了欺負或委屈，你不能控制憤怒，但可以控制說髒話，控制自己不去打人。

　　當孩子到了晚上 11 點還沒交出手機，你（父親）不能說髒話。如果孩子做對了（按時交出手機），你應該及時給予表揚。如果孩子做錯了（沒有

按時交出手機），你只可以搖頭、嘆氣，但不能罵人，更不能打人。給孩子一點自尊，絕不能採取入侵式的責罵和否定。比如說：「你這孩子怎麼這麼不講信用？你這人怎麼怎麼……」這樣的話容易傷人。

孩子對父母強暴式的教導很反感，會本能地抵抗！人有兩個腦：理性腦和感性腦。理性腦可以控制，感性腦不能控制。世人都以為理性可以控制感性，所以孩子也想控制他的慾望，但當他的感性腦進入狀況了，根本就不能控制。換句話說，當孩子捲入感性的漩渦，就會拚命掙扎和反抗，從而導致失控行為 —— 超時玩手機。

看到這種情況，做父親的當然會生氣，也可以生氣，因為你也有情感。主宰人情感的是動物腦，遇到不順心的事，肯定會生氣，這是人的本性。但生氣歸生氣，行為歸行為。理性腦可以控制自己的行為，比如，看到孩子不停地玩手機，你（感性腦）很想說「你說話不算話，哪裡像個男子漢……」但你的理性腦卻沒有這樣做，因為你知道，說出這些話來，不僅不能幫助孩子，反而會傷害孩子。

事實上，家長想責罵孩子的話，即使你不說出來，孩子心裡也清楚。家長想說的這些話，不正是孩子自己的理性與感性的對話嗎？感性腦說：「我想再玩一下手機？」理性腦說：「不！你不能這樣放縱自己！你必須控制！」感性腦又說：「再玩一下吧，就一下，之後再也不玩了。」理性腦生氣地說：「你真沒用，說話不算話，你哪裡像個男子漢……」

如果你發怒，光是表情上表露出來，這是人之常情，孩子也可以接受。如果從語言上表露出來，甚至使用肢體暴力，就會踐踏孩子的自尊。請留給孩子一點自尊！假如你想透過諸如「我是為你好，我都是為你的身體考慮」這樣的方式教育孩子，容易適得其反。這種入侵式的教導無異於

第十九章 案例實戰

道德綁架，會把孩子壓得喘不過氣來。

其實，孩子自己也知道這個道理，也知道玩手機不好，但是他做不到。而且正因為孩子知道玩手機的危害性很大，所以才一次次跟自己過招，最後屢戰屢敗。

明明知道玩手機不好，明明知道跟家長的約定，自己許下的誓言，可是事情卻朝著自己擔心害怕的方向惡性發展，而且眼睜睜地看著自己往下滑。這是多麼痛心疾首的結果啊！可家長不僅沒有去安慰傷心欲絕的孩子，反而不停地指責，這一切都是因為家長不懂孩子的心。其實，孩子適當地玩玩手機可以緩解憂鬱和焦慮，所以家長沒有必要大驚小怪。

在此之前有一個家長發訊息給我，說透過學習《情緒心理學》，懂得了孩子的心。曾經被孩子氣得幾次住院的媽媽，終於學會了與孩子有效溝通。

孩子媽媽說：「兒子啊，過去一聽到班導師說你不用功，成績沒上去，我就很難過，很著急，就會告訴你爸爸，你爸爸就會朝你發火。幾雙眼睛都盯著你一個人，讓你感受到極大的壓力。除了應對學習上的壓力，你還要應對爸媽給你的重負。」

孩子回應媽媽說：「我這兩年基本沒有讀書，而是『全心全意』與你們對抗和內耗。為此我拚命玩手機，玩遊戲，就是為了對抗你們！」

母子倆的對話發人深省。不要揠苗助長，讓孩子自由成長！相信孩子積極向上的一面，孩子就會朝良性的方向發展。讓孩子勇於犯錯誤！勇於說不！勇於表達憤怒和不滿！給孩子自主探索的機會，而不是費盡心思為孩子創造一個少走彎路獲得成功的捷徑。

讓孩子吃點虧，沒關係；走點彎路，也沒關係！走些彎路不是也可以

多看一些風景嗎？來之不易的成功和輕而易舉獲得成功，感受是不同的。就好比自己釣的魚跟別人釣的魚，味道是不一樣的。自己釣的魚，有成就感，吃起來更開心，更幸福。

男孩對自己的體重不斷增加也感到擔憂。孩子爸說，吃多了垃圾食品怎能不胖？不到一定程度，沒人相信自己會病會死，但每個人都會死。沒人會相信自己多吃了一塊肥肉就會長胖，但事實上，以少積多，肯定會長胖。人總是這樣一次一次放縱自己，一次一次自我安慰。當「慾望」和「恐懼」發生衝突時，人就會一次一次說服自己，擔心是多餘的。就是這樣的自我寬慰，讓慾望一次一次得到滿足，最後慾望成癮了。

有菸癮的人，如果一支都不抽，堅持到一定時間，可以解脫菸癮。如果你想透過減量方式來戒菸，恐怕很難。我戒菸（曾經一天幾包），就是一根都不抽，而且我也不會把菸放在手上。當有人遞支菸給我，以前總是習慣性地接在手上，夾在手指間，想抽就撫摸幾下香菸，想吸就聞幾口菸味。想想看，在貓的眼前放一條魚，貓忍得住不去吃魚嗎？

孩子嘴上說手機我不玩，卻把手機放在書桌上，放在枕頭邊，孩子還能控制得住嗎？最好的辦法，就是時間到了把手機放到拿不到的地方，比如交到父母手裡。話說回來，面臨課業壓力的孩子，吃點零食可以緩解焦慮，這是積極的一面。孩子現在是長身體的時候，胖點也無所謂。

當我們談話結束後，父子倆都表示贊同，認為生活的哲理就在對話中。父子的心結已開，憂鬱的陰霾自然煙消雲散。

第十九章　案例實戰

第二十節　父母離異的憂鬱女生

丹丹的媽媽在訊息裡告訴我，孩子換了一個學校，沒讀兩天又說自己心煩，讀不下去了。這在我意料之中。因為思想觀念不改變，只靠改變環境，以求心安，只能一時苟安。

在現實生活中很多時候就是一念之差，導致各種妄想越來越強烈，朝著縱深方向下滑，向著錯覺的方向發展。比如說丹丹同學，她曾經遭到了校園暴力，在這個學期換了一個學校，原本以為到了新的校園，應該就會改變過去那種歇斯底里的躁狂，不會讓她沉浸在過去的痛苦之中。可還沒入學兩天，又遇到老問題，她因此覺得好煩。

看著班上的誰誰誰，感覺好像是以前欺負過她的娟娟，那個好像林珊，那個好像諾涵，反正就是感到很煩。她也勸說自己：傻丫頭，她們是她們，新學校、新環境、新同學，你真的不要想太多了，你要好好的！

「可我沒有刻意去想這些，而是看到那些人，我就不自覺地想到那些事，像放電影一樣出現在腦海中，一幕一幕，無法控制，想得大腦嗡嗡作響，都要爆炸了，真的要把人逼瘋。」

她在訊息裡充滿著無奈，似乎有些絕望地告訴我這些話。我表示理解地回答她：「曾經遭受過校園暴力的畫面，在你腦子裡不停地重播，確實會讓人覺得很痛苦，很無奈，想控制，卻無力。你現在必須轉變觀念，否則就會作繭自縛，到時候不是有力無力的問題，而是欲哭無淚的感覺。」

我對她進行了約 20 分鐘的心理介入，對方說自己明白了，知道了自己的問題的因果關係。大部分來訪者是死腦筋，揪著一個想法、一個念頭

第三篇　實戰與思考

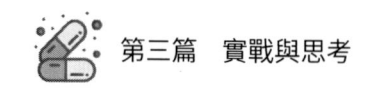

繼續往前走,不願回過頭來。

丹丹不知道現在遇到的煩心事是合理的、正常的,因為過去曾經有過這樣的傷心事,即使換了一種新環境,不管到了什麼地方,只要遇到特定或熟悉的情景,就會聯想到以前的事。也就是說一朝被蛇咬,十年怕草繩。雖然她離開以前遭遇過校園暴力的學校,來到一個新的環境,但只要遇到特定的情景,就會引起聯想,想起從前遭遇的傷心事。

比如,你在以前的校園,在一棵槐樹下受到幾個同學欺辱,這種欺辱和當時的情景刻骨銘心,燒錄到你的大腦裡,變成創傷性記憶。如果你到了新校園,當你又看到一株槐樹,你又會聯想到以前發生在槐樹下的傷心事,這叫觸景生情。

之後你肯定會難過,會本能地逃離現場。但不管你逃到哪,躲到哪,不管你變換什麼樣的環境,它都會跟隨你,如影隨形,你根本控制不了它,這就叫條件反射。因為你有記憶,這棵槐樹不過是喚醒你記憶的一個誘因。

其實,不僅熟悉的槐樹,就連熟悉的聲音、身型、氣味、地點、時間、環境、天氣等等,都會讓你想起以前的傷心事。

如果你有正確的認知,明白這是正常的現象,雖然這些東西出來以後,會讓你沉浸在過去不堪回首的痛苦回憶中,會很難過,生怕過去的痛苦又會重演,所以你想竭力迴避,這是人之常情。

關鍵是不要害怕出現這種痛苦,更不要迴避或抗拒這種痛苦,因為它是合理化的結果。既然是合理的、正常的,當然就要接受。人之所以現在痛苦,就是對過去的未明。只有明白自己曾經種下的惡因,才能心甘情願接受現在的苦果。

第十九章 案例實戰

現在丹丹之所以出現「看著班上的誰誰誰，我感覺她好像以前的娟娟」，是因為娟娟以前傷害過她。這些都是過去種下的因，現在結下的苦果。既然明因識果，還有什麼理由不接受呢？

我不是叫大家毫無理由地強行忍受痛苦，既然明白了因果關係，就不能躲避現在的苦果，否則，以後又會結下惡果。

如果你現在又在逃避，繼續怪自己，怪現實，怪環境，怪這怪那，等於又在埋下毒種子，種下惡因。心煩是正常的，誰叫你過去有這種創傷記憶呢？如果你躲在家裡不去上課，或者你又想換一個學校，換一種環境，換來換去，你還是脫離不了它的魔掌，它又會讓你承受惡果，而且更加嚴重。

丹丹說：「可是每一次發作，都讓人很心煩，甚至有種很崩潰的感覺，這個時候怎麼辦呢？」

其實，你每一次發作——心煩，都是負面情緒的釋放，就如火山在噴發一樣，本來是好事，因為只有不斷噴發負能量，心理創傷才會逐漸淡化和撫平。雖然發作的時候，會讓人感到特別難受，但良藥苦口利於病，只有如此，你的心病才會真正獲得康復。但前提是，每當發作後，雖然會心煩，但千萬不能再做傻事，不能一個人跑到樓頂或大橋上去，因為那樣做老師會以為你想自殺，儘管你只是想暫時離開令人窒息的環境，僅僅只是散散心而已。

丹丹聽後默不作聲，最後說了一句：「老師，你真的太懂我了。」

第三篇　實戰與思考

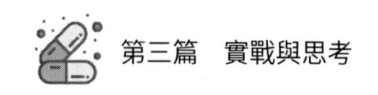

第二十一節　憂鬱少年，棟梁之材

　　阿敏是個高中男孩，性格內向，雖有父母陪著，內心卻感到孤獨。想交朋友，又不愛說話；想談戀愛，卻不敢主動。對自己、對社會不抱希望，書也不想讀，每天精神不振，鬱悶難熬。在父母陪同下去了醫院心理門診做了檢查，幾番電腦測試和答題後，醫生用權威的口吻告訴孩子父母孩子有憂鬱症。

　　週日，父母帶著孩子驅車近幾百公里來找我。

　　「我看了那些題目，如果孩子刻意想讓醫生認為他有憂鬱症，就會刻意地去選那些選項，因為他一到醫院就告訴醫生『我有憂鬱症』，從這一點分析，醫生的診斷不一定準確。」孩子的媽媽這樣告訴我說。

　　諮商一開始，我就用調侃的方式和孩子進行了對話：「你覺得自己有憂鬱症嗎？」

　　孩子回答：「我不清楚，但醫生認為我有。」

　　「我看你眼光好像沒有淚水。眼睛是心靈的窗戶，你可以摘下眼鏡嗎？」

　　孩子隨即摘下了眼鏡。

　　「雖然你的眼睛有點潮溼，但眼光卻是明亮的！我認為你沒有憂鬱症，但你有憂鬱情緒。要知道，憂鬱症和憂鬱情緒是本質不同的兩個概念。前者是嚴重的心理問題，後者是任何正常人都有的心理現象。」

　　孩子瞪大眼睛看著我，默不作聲。

　　我接著站起來離開了自己的位置，做了一個肢體動作——我歪著脖

第十九章　案例實戰

子，看著孩子問：「此時我的五官端正嗎？」

孩子搖搖頭說：「不端正。」

「如果你也歪著脖子，再看我，覺得我五官怎麼樣？」

孩子肯定地說：「端正啊。」

「我的意思是脖子雖然有點歪，但我的五官卻是端正的，只須換個角度去看。比如現在的你，一眼看上去，有點像憂鬱症者，但仔細瞧，換個角度看卻不是。」

孩子再次用眼睛盯著我，似乎目瞪口呆。

「我知道此刻你心裡是怎麼想的。」還沒等來訪者自己開口，我就先入為主，說出他心裡的想法，「你很正常，只是暫時遇到了一些挫折和情緒上的困擾罷了。」我在黑板上畫了黃河奔騰圖，說了一番後，我就望著孩子問他：「你說我有沒有說中了你的心思？」

孩子點點頭，坦言被我言中了一半以上。接著我繼續跟孩子聊，我說到自己的一些「特異」能力，其中包括所謂預測一些事情的經過與發展。

「看你的樣子，確有憂鬱，但你沒有憂鬱症，憂鬱症是對憂鬱的憂鬱。每個人都有煩惱，正常人認為有煩惱是正常的，因此會帶著煩惱去生活，在生活中解決煩惱。而有的人就不同，非得要消除煩惱後再去生活。你就是這樣。卻不知生活中有兩種事情，它們的處理方式完全不一樣。」

我叫孩子搬一把凳子放前面，好比路上設定的障礙物。

「這個障礙物，屬於客觀存在的，你不去清除它，它就不會自動消失。只要用心、用情、用力，就會解決。而有的事情，正好相反，越是用心、用情、用力，越糟糕。

第三篇　實戰與思考

「『世上無難事，只怕有心人』，說的都是客觀世界的事情。而主觀的東西，越是用心用情用力，結果越糟糕。比如睡前總是翻來覆去地想個不停，你根本無法控制自己的想法。

「古代有個著名的畫家趙子昂，收學生的條件是看誰能在一個月之內把他畫的馬遺忘掉。可結果卻是：那些想成為他的學生的孩子，想忘記那幅畫，死也忘不了，反而栩栩如生浮現在眼前，揮之不去。而那些不想成為他的學生的孩子，結果忘得一乾二淨。你在心裡肯定有許多傷心痛苦的事情，比如來自校園的暴力，比如被同學孤立，會讓你感到十分痛苦和鬱悶。」

孩子聽了之後又瞪大眼睛看著我。

這次諮商，我一反常態，沒有事先傾聽來訪者的陳述。之所以採取先入為主的方式，就是想讓孩子看到我「讀心」的能力，讓對方覺得在真人面前掩飾是沒有用的。如果諮商總是格式化：傾聽對方和一問一答⋯⋯這些看來安全可靠的諮商方法，會讓來訪者覺得：反正你不知道我心裡在想什麼，你不問，我可以不說。這樣的諮商，會讓來訪者隱瞞一些自認為無關緊要，卻又是開啟心扉的重要「線索」。

如果諮商師能事先猜出來訪者的心思，或者讓對方覺得你能猜出他的心理，他就會隱藏不住。孩子的心裡一定在說：「這位老師很厲害，看來我不說真話不行了。」果然，他像竹筒倒豆子一般把心裡話向我和盤托出。憂鬱情緒頓時得到疏解。

孩子談到三個問題：一是沒有朋友，感覺被孤立；二是男同學很多都有女朋友，而他沒有，他也想交一個；三是，對未來擇業感到焦慮和迷茫。

第十九章　案例實戰

我對第一個問題的解釋：「朋友的『朋』是由兩個『月』字組成，而月亮是靠借太陽的光芒發亮的。兩個都想借光的人，各有所長，各有長短，結合在一起，彼此取長補短，友誼才能久長。交朋友的訣竅在於付出，帶上一雙忠實的耳朵、一張微笑臉和一顆虔誠的心，你就會受到歡迎，並且能交到很多朋友。你以前可能做人比較『摳』，這不行，沒有人喜歡『吝嗇鬼』。」我向他父母建議每月按規定匯一點錢給孩子作為交友的活動經費。父母點頭同意。

第二個問題，我對他說：「愛情不是一廂情願，而是兩情相悅，女孩的眼睛都很挑剔。花香自有蝶來。如果你很帥，很大方，語言表情幽默，成績又很棒，或者讓別人感到你讀書很努力，你就是一支潛力股，自然就會吸引女孩的目光。」

第三個問題，我這樣回答他：「你現在還沒有成材，國家或社會怎麼能因材使用？至少等你高中畢業，知識結構基本定型後，才可以談得上成材。當然，有『上層建築』材料，也有『低層建築』材料。如果你想成為國家『大廈』裡的上層建築材料，就不是隨便能用上的；如果你只想成為搭建『小狗窩』的材料，那你今天可以睡大覺，不須去學習。

「你的理想和目標，能決定你現在要做什麼。如何建立自己的理想需要規劃，自問讀書是為了誰。如果是為你自己，現在大多數家庭都是比較富有的，即使躺著不做事，一輩子吃喝也不愁。但你願意啃老嗎？」

孩子搖搖頭。

「好男兒須擔當建設國家的重任。如果你的目標是想成為國家大廈裡的建築材料，成為幫助國家的科學家，你就要從即日起奮發努力。當然，成為科學家，並非一定就要考上最棒的大學。

第三篇　實戰與思考

「學習如逆水行舟，不進則退。兔子和烏龜賽跑的故事你聽說過吧？你現在的課程雖然落後一些，不要緊，後來者可以居上。前提是從現在起你就要振奮精神，揚起風帆，朝著理想奔跑。

此時孩子手握拳頭，似乎在心中默默加油。兩個小時的家庭心理治療，孩子的心結已開，陰霾被驅散，臉上的愁雲也不見了，露出了久違的笑容。孩子父母都說聽完我的話後如醍醐灌頂。

大雨中送一家人上車。看到他們歡聲笑語地離去，我感到由衷欣慰。

第二十二節　如何適應大學生活？

「老師，我剛上研究所一個多星期，來到這裡後，每天過得很憂鬱，現在想退學了，想得到您的幫助。」這是一名在某大學讀研究所的來訪者向我傳來求助。

大約40分鐘的諮商，來訪者自稱明白了。幾天後他又傳來微信：「感謝老師，感謝秋水理論，讓我徹底明白了，原來我一直都採用行為療法，認知療法卻被我忽視了。感謝袁老師擦亮我的雙眼，讓我真正理解到了『一進一退乃人生』的人生哲理。」

以下是諮商通話錄音整理的文字——

你一腔熱血，很有才華，也很自負，認為自己滿腹經綸，得不到施展，我可以理解。你心裡總是在問：「別人為什麼不尊重我？」

為什麼要別人尊重你？說穿了你就是臉皮薄，目光短淺，心胸狹隘。

第十九章 案例實戰

為什麼心胸狹隘？就像一間房子，塞滿了雜物，心裡都是負能量，一肚子怨氣。

要想解決自己的心理問題，就得「清倉」，把心裡的汙垢清理掉，心胸才會變寬。為什麼你適應不了這個校園生活和現實社會？如果不去解決這個問題而是選擇退學，逃避現實，以後你遇到的問題還會比今天更嚴重，所有的心理疾病都是這樣來的。建議你不要離開學校，就在原地不動。不要老想著去改變周圍，改變別人，你只須改變你自己。

戴著放大鏡去看人，世界上哪有完美的人和事事如意的事？如果總是盯著別人的缺點不放，就會把問題放大，就會厭惡、反感、排斥，繼而對抗和逃避。

生活中有很多人，對別人的優點視而不見，總看到自己的優點，而無視自己的缺點。

曾子說：每日三省吾身。意思就是要經常用鏡子檢查自己的缺點，不斷修正內心。屋子裡沒有雜物，空蕩蕩的，胸懷坦蕩，心無旁騖，就可以容納他人。如果斗大的空間多加一個人，都會覺得很擁擠，很難受。反之，如果房子很大，進來再多的人都不會覺得擁擠。一個人為什麼容易生氣？就是因為心胸狹隘。一定要明白這個道理。

如何拓寬自己的心胸？看孫悟空的名字，就可以知道，悟才能空，如何悟？當然是領悟。只有站在山之巔才能看到遠方，才能心曠神怡，一覽眾山小。原先在你心裡邁不過去的坎，很大的事，此時全不在話下，全被你踩到腳下。

一個人在井底能看到什麼？最大的只有一小塊天空，最遠就是一朵白雲，每天夜郎自大，認為自己了不起。真正有學問、有涵養、見多識廣的

第三篇　實戰與思考

人，會從各個角度去觀察一個人，老師或主管罵我，是看不起我還是想幫助我？笑我的那個同學是故意蔑視我，把開心建立在我的痛苦之上還是開玩笑？為什麼我的努力得不到回報？而別人沒有我這麼努力，沒有我的成績大或貢獻大，卻反而得到認可？為什麼主管對我的成績視而不見，是看不起我嗎？

要允許世界上有不公平，允許世界上有不講理的小人，允許世界上有不道德的壞人……世界本來就是形形色色的。以前，我也總是恨這個世界到處都是不公平，到處都黑暗，我恨別人笑我口吃，厭惡別人反對我的主張和看法，特別討厭別人對我提意見。現在我感覺那種對我提意見的人，感覺那些罵我、批評我的人，才是我真正的老師，是我人生的鏡子。

為什麼反對的聲音讓人討厭？因為它就像一面照妖鏡，可以照出我內心骯髒的靈魂。以前總是喜歡照鏡子。直到有一天，我看到自己日漸顯老的面孔，我開始討厭鏡子。為什麼我討厭異見者，討厭那些反駁我、不在乎我的人？因為他們總是說我的缺點，指出我的不足。

誰都希望別人說好話，厭惡別人說壞話。因此，批評者的聲音就像照妖鏡，反駁我們的人才是最好的老師。

秋水理論一直在講批判療法，一定要感謝批判你的人，如果汙辱你的人格，那另當別論。雖然我討厭看不起我的人，我的情感上不喜歡別人說我的壞話，不喜歡別人說我有缺點，但站在理性的角度，用我們的逆向思考，應該要包容別人，理解別人，甚至還要感謝批評和不在乎我們的人。

唐太宗李世民最討厭的一個人就是諫官魏徵。太宗做錯了事，他罵得李世民龍顏大怒，直想殺了他。

長孫皇后獲悉此事後，勸太宗：「現在的天下是姓李的還是姓魏的？」

第十九章 案例實戰

太宗說:「當然是我們姓李的天下。」

皇后說:「這就是啦!既然魏徵知道天下是姓李的,卻還在朝廷之上公然指出您的缺點,讓陛下不高興,人家犯得著樹敵嗎?犯得著要跟皇上過不去嗎?他罵你,是為了李家天下好,還是為了他魏家好?」太宗說:「當然是為了我們李家好。」

皇后說:「既然對我們李家天下有好處,魏徵就是忠臣,忠言逆耳,良藥苦口。倒是那些每天三呼萬歲,每天歌功頌德,句句往皇上臉上貼金、處處迎合皇上的人,不一定是忠臣。」

太宗恍然大悟,此後更是勵精政道,虛心納諫,對魏徵倍加敬重。從此,君臣合璧,相得益彰,開創了大唐「貞觀之治」的盛世。

魏徵去世後,李世民慟哭長嘆,說出了千古名言:「以銅為鏡,可以正衣冠;以古為鏡,可以知興替;以人為鏡,可以明得失……魏徵殂逝,遂亡一鏡矣!」

如果別人不指出你的問題,你就不知道自己錯在哪裡,人生的方向就會走偏。在人生道路上一定要有人勇於指出你的缺點,你也一定要虛心接受別人的指責,這才是智者。也只有這樣,才能不斷地修正自己的人生軌道,讓自己行走得更加堅定。

老子說:「上善若水。」盛裝水的器皿是什麼樣的形狀,水就是啥形狀。水雖然是世界上最柔弱的東西,卻又是無堅不摧的武器。儒釋道思想告訴我們,人的痛苦大都是不接納當下現實造成的。先接納當下,再尋求突破,這就是水的品性,也是做人的最高境界和健康心態。

別人對你不友好,就以為別人刁難你,這就是不健康的心態,就是心胸狹隘,目光短淺,如井底之蛙。身處市井中,耳聞目睹的都是低俗和骯

第三篇　實戰與思考

髒。站在高樓頂上，自然而然就看到了遠方，聽不到下面那些風涼話。眼不見為淨，耳不聽為清。但你的眼睛總是盯著壞的地方，在你的火眼金睛下，世上還有乾淨的東西嗎？

大智若愚。有大智慧的人，對俗世視而不見，聽而不聞；有大智慧的人，做事很敏捷，不會巧舌如簧。人的本領有高低，只有不斷學習，才能進步。多學知識，目光自然就會高遠，懂的東西就多，就會逐漸看淡很多事。

沒有見過世面的人，一點小事在他眼裡都是很大的事。俗話說，不見不怪，少見多怪，多見不怪。你要明白，要想心胸豁達，唯有學習和觀察。學習包括理論知識和實踐知識。觀察社會，學會做人，學會捨得，只有捨，才會得。走進社會，帶上一雙耳朵聽，帶上一雙眼睛去看，多聽多看，自然而然為人處世和待人接物的道理都被你全部吸收。

人的能量可以展現在氣質上。其實氣質都是正能量的外溢，有多少實力就有多少魅力。你為什麼見到某些人連話都說不出來？除了社交恐懼本身的陰影外，就是因為你太自卑，總覺得別人看不起你，別人不尊重你，其實就是你自己看不起自己，自己缺乏正能量。從現在開始，你要累積正能量。

獲得正能量有兩種途徑。

一種是直接在生活中獲得正能量。近朱者赤，近墨者黑。見賢思齊，跟學業成績好的人、人品好的人、正能量強的人在一起，都可以學到知識，獲得積極向上的正能量。

二是先捨後得。把自己的熱情奉獻給別人，尊敬師長，團結同學。己所不欲，勿施於人。要捨就把自己捨不得的捨出去，要想得到別人的好東

第十九章 案例實戰

西,先把自己的好東西給別人。

劉備把謙虛恭敬給了諸葛亮,讓諸葛亮終生湧泉相報;劉備把眼淚給了張飛,讓張飛至死忠心不渝;劉備把義氣給了關羽,讓關羽生死相隨。

你覺得買一點禮物給女友的爸媽,會吃虧嗎?如果你捨不得,說明你看不到「賺頭」,沒有眼光。你能從小孩子手裡搶奪玩具或糖果嗎?不能吧,除非你拿另外一個更好的東西去交換。你叫一個人去投資一個案子,必須讓他看到美好的前景。你叫一個人放下執著,放下不切實際的想法,必須讓他看到更大的利益。

現實中很多好處或者前景,都在我們眼睛看不見的地方等著,寧靜才能致遠。人生需要反思,常回頭看看,才能品味得失,懂得更多。每個人心裡都有一雙眼睛,需要用我們的心眼,用我們的智慧去分析和判斷。你一定要打開智慧的眼睛,放過眼前的一點小利或失利,不要每天盯著它不放。男子漢要提得起,才能放得下。當然不是自我拔高,要透過知識把自己提高。知識的力量包括社會知識、人生知識、理論知識、實踐知識,這些知識能夠提升自己的能量。學習做人,觀察別人,帶著虔誠的一顆心,去適應別人,適應現實環境,而不是叫別人去適應你。只要自己有本事,多奉獻自己的愛,多尊重別人,才能以心換心,別人才會尊重你,別人才會更多地去愛你。

多做好事和善事,才能感天動地。靠自己的實力說話,靠自己的能力替自己爭臉面。為何要別人尊重我?好好學習,學會做人,你的正能量就會增強,就好比拋物鏡,先把太陽光吸收進來,才能聚光,才能發出絢麗的高光。低調做人做事,虛心向人學習吧!

第三篇　實戰與思考

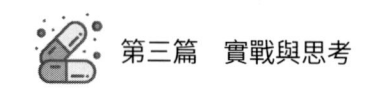

第二十三節　好害怕自己會憂鬱

　　網友：大三上學期開學的時候因為決定考研究所，怕繼續留在學生組織耽誤學習，糾結了很久。問過很多人，也有很多人勸我留下來，但當時認為考研究所是一件非常難的事情。本來基礎也不好，應該付出大量時間去學習，就決定退出組織。但因為在大二的時候，輔導員已經把我定為下一屆的主席，因此退出組織這件事惹怒了輔導員，評獎評優的機會，就算我各項成績優異，也根本不可能給我。加上跟組織裡的學姐關係也不好了，見面打招呼都很尷尬。

　　我現在好後悔這個決定，要是不退出是不是會更好？我每天都在想這件事。以前每天都是全身心投入學習，可現在上課聽不進去，作業做不下去，每天昏昏沉沉，天天都在後悔，十分憂鬱。我該怎麼辦啊？

　　諮商師：從你的描述來看，你是陷入了強迫思維的深淵，也有一些憂鬱情緒，應該還沒有發展到憂鬱症的地步。當然，有沒有憂鬱症，由專科醫院說了算，我只是回答你的心理困擾問題。

　　過去讓你感到實在不應該，但時間不可能倒回去，世界上也沒有後悔藥；未來，你覺得前途渺渺，似刀山火海，無法闖過；現狀，更讓你無法接受，讓你一直徘徊。既得利益已經錯過了，你對現狀很不滿意。過去，不可逆，未來沒希望，現實無法接受，只能懸在空中。怎麼辦？自怨自艾沒有任何意義，只有奮起反擊，才能有所突破。你的問題，應該還不是在這裡。因為過去就是歷史，歷史不可重複，也是不可改變的，所以後悔自然沒有用，相信你也清楚。

　　傷感之事會時不時湧上心頭，揮之不去。你為何要排斥它呢？因為它

猶如一江春水向東流，只要讓它盡情奔流而下，你的心裡才會釋然，而不是去堵，不讓它流下，不讓自己去後悔。強迫症就是對抗自然規律，總是想讓客觀世界按照自己的主觀意念去走，這怎麼可能呢？當客觀規律和主觀願望發生衝突的時候，應該修正的是你的主觀願望，而不是客觀規律。所以，不要做無畏的掙扎和對抗，否則就會作繭自縛。

從現在開始，珍惜時光，好好學習，大不了從頭再來。吃一塹，長一智，過去吃了虧，現在不是已經收穫「後悔」了嗎？後悔藥是無法用金錢買到的，它會讓你變得更有智慧。古人說，塞翁失馬，焉知非福。老子在《道德經》裡也說，禍兮福所倚，福兮禍所伏。多走一段彎路，不是可以多看一處風景嗎？

相信過去所走的彎路，一定會成為未來的精彩一筆。

第二十四節　在憂鬱症康復的路上

來訪者：袁老師，我在一家企業上班，兩年前在醫院查出了憂鬱症，服藥治療後，基本控制了病情。但我發現我的憂鬱情緒很難得到排解。每次難過時，我就自己一個人窩在屋裡，不想上班，啥事也不想和別人說，有時候甚至在床上躺幾天。老師有沒有好建議？

諮商師：你面臨憂鬱和強迫思維，除了放鬆，就是吃藥。放鬆包括很多方面，建議你廣交朋友，建立興趣愛好。

來訪者：我這種在床上一躺就是好幾天的情況，會不會加重我的憂鬱？

第三篇　實戰與思考

諮商師：幹麼要躺下？你以為這樣可以養好自己的病？你這不是為胡思亂想提供方便嗎？

來訪者：因為當時很難過啊，感覺做什麼都沒有動力。

諮商師：憂鬱症發作期間，無精打采，四肢乏力，這倒是真的。但除了讓自己振作起來，你覺得自己還有別的選擇嗎？比如在風雪裡跌倒，再疼痛也要咬咬牙爬起來，否則就會凍死。

來訪者：確實。我現在很困惑的是，我的認知解決了，為什麼還會出現這種情況？

諮商師：認知和症狀是兩回事。即使你的認知改變了，想法端正了，像這種憂鬱症的症狀可能還會持續幾年。何況你說的認知和想法改變，也僅僅停留在你自己認為的認知思想層面。假設你的想法認知正確，也只有讓症狀發作出來，憂鬱症才會根治。雖然期間會感到無精打采、頭暈腦脹，四肢乏力，軀體疼痛，但你要理解它。除此之外，你沒有別的選擇。叫天叫地有用嗎？即使別人可以幫你，也只能把藥給你吃，讓你感覺不到痛，但這並不意味著你的問題就解決了，只不過靠藥物暫時調理你的不適和穩定你的情緒而已。

只有一次次讓症狀發作，一次次讓自己難受（當然這裡指的是中度以下的憂鬱症，而且必須有個限度，實在難以承受，不能控制自己，就要吃藥），埋藏在心底的負能量才能盡情發洩出來，你才能真正獲得心靈的自由。如果你想既沒有痛苦又想釋放負能量，是不可能的！魚和熊掌不可兼得，世上沒有這樣兩全其美的好事。有一得，必有一失。要想憂鬱症真正走向康復，必須歷經風霜雪雨。

來訪者：我明白了，老師，謝謝您的耐心解答。

第十九章　案例實戰

第二十五節　如何快速融入社會？

來訪者是一個剛出校園的大學畢業生，初入社會，有諸多的不適應，卻無法改變，因此陷於憂鬱、痛苦中，她求我幫助。

下面是語音轉的文字：

你說現在好像被人直接放在陽光下曝晒，被逼著直接走進社會，不去營造一個緩衝，慢慢與生活接軌，直接把你撂倒，一下把你拋到大海裡，不管你的生死，讓你去游泳。其實，不能怪所在單位，因為你選擇了它。企業就是講經濟效益，你一開始應該有這個心理準備。你現在暴露的問題其實都是很正常的，因為每個剛畢業的大學生都會有相似的困惑。

你的問題比較嚴重，大概是因為大學期間尤其是在實習階段沒有練好與社會接軌的基本功。所以我和許多大學生在交流時常說，大三、大四主要任務就是交朋友，認識社會，不要死讀書。大學不僅是深造的搖籃，更是走向社會的橋梁。

生活是最好的老師，生活中有學不完的知識，是你在書本中學不到的。剛出校門的大學生都比較單純，大都追求完美的人格，這種人格我們要改變，變成入鄉隨俗的人。

孔子說：朝聞道，夕可死。早上明白了道理，晚上你就開始行動了。比如你特別愛乾淨，喜歡挑剔，喜歡抱怨社會，以後就不要光看別人的缺點，多看看別人的優點，因為看別人的優點，會越看越開心。

人的本能都喜歡盯住別人的缺點看，卻越看越難受。愛美之心人皆有之，人的本能都愛美，愛乾淨，尤其你們年輕人。從現在開始，盯人家的

第三篇　實戰與思考

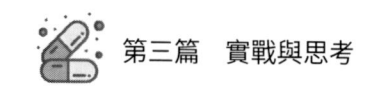

優點，不要太挑，不要太追求完美。

「水至清則無魚，人至察則無徒弟。」一個人若是太精明了，就交不到一個朋友，太乾淨的土壤，能長出好的莊稼來嗎？平時要多跟大而化之的人打交道，觀察他們。近朱者赤，近墨者黑。漸漸地你也會潛移默化地變得跟他們一樣大而化之。

入鄉隨俗就好，不能一天到晚故作清高地沉浸在自戀或者科幻、愛情小說的劇情中。事實上，清高幻想會讓人整個身心捲入裡面出不來。如果一天到晚躺在冷氣房內，待在溫室內，就無法適應戶外的生活。

為什麼我們生活的世界叫塵世？就是因為灰塵很多。然而，灰塵多的地方照樣可以活出高雅，活得超凡脫俗，像荷花一樣出淤泥而不染。身在塵世，心在世外，對俗世視而不見，聽而不聞。

比如在高樓上朝下看的時候，繁花似錦，美不勝收。但當你到樓下來看時，狡猾的表情、粗俗的語言、齷齪的表演、汙穢的靈魂、骯髒的路面，現實環境可謂滿目瘡痍。但你不能不下來，不能總懸在高空吧。回到了塵世間，很多東西不要盯著看，否則就容易自尋煩惱。

你要多去廣場看一看，看看群眾是怎麼生活的。那些跳舞看似快樂的人，並不是個個都過得好，其實他們之中也有很多人家庭不幸，活得無奈，甚至苦不堪言。我經常讓我的學生做一些社會調查，問問跳廣場舞人的真實家庭環境和想法。有個阿姨說，人不能被眼前的煩惱套死，要學會開心。家裡的事情再糟糕，到了外面也要先放下，先開心，回家後才能帶著開心和笑容面對困難。其實，世上沒有一個真正完美的人，光鮮的外表下很多是痛苦在心，煩惱纏身。你年紀尚小，很多東西看不明白。我活到了現在才算明白，因為我看懂了人生。

第十九章　案例實戰

　　看一個人和一件事，人們大多站在遠距離看。距離決定美，一旦距離拉近，美麗就會稀釋，漸漸變成馬賽克。事實上，世上沒有一個人真正過得好的，一切開心都是相對的。我剛走出校門的時候，也和你一樣，也無法適應社會，痛苦萬分，甚至連當地方言都讓我感到十分噁心和難受。現在我什麼都會接受，活得很隨意，很馬虎。

　　以前我總怕自己吃虧，處處顯得精明，很小氣。精明到連一個好朋友都交不了，可我自己不知道問題所在。我怨天尤人，怪命運不公，感到生不如死。如果我早一點了解人生，讓我知道人生的本質，我就不會那麼痛苦，至少不會痛苦那麼多年。

　　你剛出校門一年，涉世未深。你說現實不給你嘗試、緩衝的機會，直接給你下馬威。不要自哀自怨，不要活在自我之中。多和同事交流，有空的時候多跟同事聚一聚，多參加團體活動，尤其抓住聚餐的機會，這是融入他們的最快途徑。

　　我不是你最好的老師，你的現實生活、你身邊的人，才是你真正的老師。你正在經歷人生最難熬的日子，慶幸的是，現在網路這麼發達，隨時都可以找到專家幫你疏導，何況老師就在你身邊，所以不要害怕，儘管大膽前行。等你闖過了這一關，就會如魚得水，遊刃有餘，人生都是如此。寒冬來了，春天還會很遠嗎？

第三篇　實戰與思考

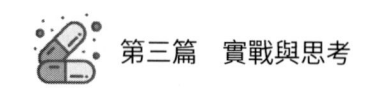

第二十六節　乘風破浪會有時

昨夜與羅君敘談，羅君一口一聲抱怨說，這兩年日子倒楣透了，喝涼水都塞牙，事事不順心。我勸他，人都有個運氣或運節，財有財分，是你的別人搶不走，不是你的，你也賺不到。

人生就像發豆芽，你只要在土壤中播下好豆，每天灑點水就可以。土太乾，種子不能發芽，水太多，種子也會爛根，困死土中。種子雖小，條件具足，就能破土而出。耐心經營自己的事業，用點心，但不能太多心，累積能量，自然就會破局。

如果你什麼都要掌控，全身心聚焦，就像種豆子，每天守著，等它破土，你會發現時間是多麼漫長。你會不耐心，不耐煩，忍不住就會動它幾下，摸一摸。想想看，種子發育是自然培育的過程，哪能禁得起一次次人為的干預？

另外，也不要抱怨命運不公。你的抱怨、你的焦慮，如咒語一樣，會招來厄運，讓你的事業蒙上陰影，就如你嘴裡總是噴出怒火，眼前培育的豆芽還能健康成長嗎？

種子雖小，但破土而出的力量是驚人的。幼苗雖小，一旦茁壯成長，就會變成參天大樹。今天弱小，並不代表明天弱小。相信一鳴驚人，相信石破天驚。相信總有一天，你能乘風破浪，高掛雲帆，勇往直前，駛向深海！

未來就在今天一點一滴的努力進行中。

第十九章 案例實戰

第二十七節　因疾病引起的憂鬱和失眠

來訪者：我是一名公務員，經常加班熬夜，工作壓力大，把身體搞垮了，兩年前被查出腸癌，做了手術。雖然現在病情已得到控制，但總是擔心妻子有一天會拋棄我，由此陷入焦慮性憂鬱和失眠。

諮商師：你面臨的主要問題一是對妻子的疑心問題，二是焦慮引起的失眠和失眠引起的焦慮問題，三是不可宣洩的憂鬱問題。兩年前你生了一場惡病，雖然身體恢復了一些，但畢竟問題擺在那裡，心理自然落下陰影。

人就是這樣，當身體、學歷、工作等硬體具足時，待人接物和為人處世就有底氣了，否則心就虛了。當人心虛膽怯時，就會產生自卑，就會切斷與外界的連繫──自閉。長期自閉，就生怕有人害你，繼而小心翼翼，自我保護意識增強，就會敏感多疑，懷疑別人損害你的名利，比如懷疑妻子出軌。

如果總是疑神疑鬼，很容易導致妄想（比如想像自己的妻子和別人曖昧的情景），而過度的妄想容易使人瘋狂。為了自保，這種瘋狂會沿著內外兩個方向蔓延：朝內收斂，就會悶悶不樂，憂鬱不歡；朝外發散，就會咄咄逼人，甚至傷害他人。不管哪種情況，如果得不到及時有效的心理介入，就會產生強迫性焦慮和失眠。

接著，我講解「疑鄰盜斧」的典故，讓來訪者了解到自己對妻子的懷疑並不是真實的。為了讓對方信服，我把自己身患重病的體驗展示給對方，與對方形成共鳴。

至於失眠，我就如何科學睡眠向對方上了一堂課。來訪者對失眠處理

第三篇 實戰與思考

不當,如失眠後的總結、評價和糾纏,睡前未雨綢繆的折磨等,很容易導致病態性失眠。之所以如此,是因為缺乏正確認知。接著我從以下幾個方面與來訪者進行互動。

諮商師:什麼是失眠?一開始你是因為單純的心理原因(即對未來的焦慮)導致失眠,後來你因為千方百計想戰勝失眠,卻總是失敗而害怕失眠,也就是怕失眠引起失眠。前者是人皆有之的正常性失眠,後者是有心理障礙後才有的病態性失眠。要知道,失眠久了不會死人,現實中很多人長期以來就是在少睡或失眠中度過的。

我曾經對數百人做過訪問,發現其中少睡或淺睡(低於5小時)的人大有人在,但人家沒有放在心上。雖然長期失眠在一定程度上會降低人的免疫力,但這不是關鍵。關鍵是你對失眠問題抱有耿耿於懷的錯誤態度,這可是糟糕的。

失眠是一種睡眠失敗的記憶。相信你嘗試過各種對付失眠的方法,諸如各種積極的暗示、數數、數羊,包括更換枕頭、床墊、臥室、窗簾等等這些自以為正確的措施,最後都以失敗告終吧。事實上,睡眠與環境沒有太大的關係。戰爭年代,戰士在行軍途中也能打瞌睡。各種自我暗示,包括自我催眠貌似很科學,其實都是人為的拙策,都會加重失眠敏感度。尤其第二天失眠後的總結、評價,貌似科學,其實都是加深失眠的體驗和記憶。

幫來訪者縷清這些關係後,諮商師開始從睡前、睡中和睡後三個階段講解如何正確管理睡眠,讓對方心悅誠服,說自己已經放下了許多。

來訪者:昨晚終於睡了一個好覺,並作了一個甜甜的夢。謝謝袁老師!

諮商師：不管睡得好壞，都不要評價和總結。

來訪者：是的，這點太關鍵了，順其自然，心就坦然了。

諮商師：關鍵是正確的認知。只有認識事物的本相，才能心悅誠服地接受現實，才能順其自然，否則就會陷入強迫。強迫自己順其自然，實際還是違反自然。這點要謹記。

第二十八節　因失戀導致憂鬱的博士

來訪者：我是一名就讀中的博士，相愛三年的女友提出和我分手，說她準備和初戀情人出去旅遊。我實在受不了，兩個多月了，人無精打采，不知道該怎麼辦了。

諮商師：你的女朋友要跟你分手，你現在頹廢了很多天，一直想不開，很痛苦，工作也不想做，課業也不想去做。怎麼辦啊？我是這麼認為：

第一，既然事情已經發生了，就成了歷史，是不以人的意志為轉移的既成事實。

第二，這個女孩狠心丟下你，說明她已經不愛你，或者說她已經選擇了更值得去愛的人。去愛一個根本不愛你或者說以前愛過但現在不愛你的女孩，你覺得會幸福嗎？即使你能留住她的人，你能留住她的心嗎？愛情是什麼，婚姻是什麼？她不愛你，你愛她，這種單向的愛建立起來的婚姻會幸福嗎？或許你會問，我們談了三年啊，我們相互愛著。

第三篇　實戰與思考

　　要知道人是會變的。她要和你分手，很有可能覺得在你身上再也沒有她想要的東西，覺得和你在一起不會幸福。也許你會覺得她很自私，是的，她是很自私。但你呢？你和她在一起不也是為了追求自己的快樂，不也是自私嗎？

　　曾經有一對夫妻，女的在結婚之前就跟男的約法三章，說自己有寫日記的習慣，結婚後要老公承諾不能偷看她的日記。結婚多年，男人一直非常愛這個女的。除了肉體上的愛，其實更多是對女人感到一種神祕——不知她每天的日記裡寫什麼東西，是不是寫初戀情人或別的男人呢？

　　雖然擁有了女人的肉體，但他不知道女人心裡究竟在想什麼，她的精神世界什麼樣，這讓他感到非常好奇，一直想知道。儘管外面的世界花花綠綠，但他覺得自己家裡那個女人是一本耐人尋味的書，讓他饒有興趣去研究和探索下去。

　　相比之下，你跟你女友呢？她看你，就像看一個花幾十塊錢買來的普通花瓶，一開始覺得精美，有點愛不釋手，但看久了就膩了，索然無味，也就說人家看穿了你。而你看她，就像捧著一個有歷史故事、有文化底蘊的古董來欣賞。你非常珍惜她，生怕摔破了，所以非常愛她，全身心去呵護她。

　　其實你愛她，不光是肉體上的愛，更多的是一種精神上的渴望：這個女人讓你耐人尋味，總是若即若離，對你始終保持一定距離。雖然肉體上你能擁有她，對你不再有隱祕，但精神上，你看她，還是霧裡看花——猜不透她心裡究竟在想什麼。

　　她以前一直沒有向你袒露有過初戀。這或許有兩種原因：一是怕你嫌棄，二是不坦誠，或者兼而有之。既然不夠坦誠，說明這女孩子有心機，對你始終保持一種距離。和你相處的日子，她想方設法看清了你的為人，

第十九章　案例實戰

因為你在她面前「一絲不掛」──你把過去、現在和未來，全都暴露給她了，如此真實的畫面都暴露給她，讓她把你看得一清二楚啊。

而你看她，始終是朦朦朧朧（朦朧其實就是美），因為她有很多東西沒有告訴你。你之所以愛她，是因為她和你有距離。距離產生神祕，神祕產生美。有神祕感，人就覺得好奇。人都有探索好奇的天性，所以你那麼愛她。現在她離開了你，你感到生不如死，好像從身上掉了一大塊肉下來，如此難過傷心。她要離開你，已經不是和你在同一個屋簷下的人了。

第三，如果遲早要分開，不如儘早分開。如果以後你們生了小孩，你們再分開，結果將是什麼？你想過沒有？你會更痛苦。

她與初戀男友重新在一起了，說明了什麼？她和他的愛情就像一個雞蛋，雖然當年沒有孵化成小雞，但過了這麼多年，現在條件成熟了，雞蛋已經脫殼變成了小雞。所以她經過慎重思考後才告訴你，要與你分手。你想想，當年的雞蛋，現已被別人孵化成小雞，她還屬於你嗎？人是會變的，遲變不如早變，早發現，早解脫。

老天提前告訴你，沒有讓你吃更多的苦，沒有讓你留下更大的遺憾，所以老天對你還是蠻照顧的，是不是？你只是暫時過不了這個坎。怎麼過呢？你以為她會像你愛她那樣愛你嗎？你錯了，你是單相思。

在社交平臺上，有些好友開始和你聊得很熱絡，後來不管你怎樣跟他打招呼，人家愛理不理的，甚至根本不理你。說明什麼？覺得你這個人沒有他想要的東西。你現在最重要的就是要提高自己的實力，男人有實力才有魅力。

以前沒有幾個人看得起我，因為我沒有品味，沒有等級。十年磨一劍，當我出版了幾本著作，發表了大量可讀性的心理學文章，大家一下對

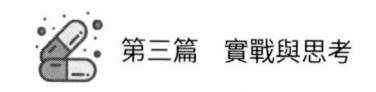

我刮目相看。這種尊重來自我的實力，來自我的勤奮和努力。

從現在開始，你要振作起來，好好努力。男兒當自強，一定要自己有本事，把學到的知識盡快轉化為生活財富。

第二十九節　被誤診的憂鬱少女

雁兒在訊息裡急切地求我救救她同學。我說怎麼一回事？她說她同學薇薇好幾天沒有來學校上課了，今天才得知她的情況，原來早在幾天前被診斷為重度憂鬱。

接著，她向我傳來了一家某醫院的心理測試結果：嚴重憂鬱症狀、嚴重焦慮症狀、嚴重躁狂症狀 —— 憂鬱狀態。醫生建議薇薇住院治療，現在的問題是薇薇死活不肯去住院。

「我們幾個同學都知道薇薇沒有精神問題，她只是在家裡愛發脾氣而已！我不想她去精神病院，好恐怖啊！」雁兒哽咽說，「而且薇薇確實有自傷行為，手臂都被刀劃滿了密密麻麻的血痕和傷疤，並說她只要見到貓都會嚇得渾身發抖。這可怎麼辦呀？」

聽完雁兒的哭訴，我大概知道了一些緣由，以前也不知接待過多少類似的個案。我安慰雁兒沒有多大問題，叫她和同學放心。

大約下午四點多一點，我家突然「闖入」了幾個不速之客，雁兒和她的幾個同學。打完招呼，我請同學們坐下，並用調侃的語氣結束了開場白。

第十九章 案例實戰

我問薇薇：「是什麼讓你憂鬱？」

薇薇默不作聲。

「肯定有誘因吧？是你爸媽罵了你，嚴加管教了你？還是校園霸凌？或者學業成績問題？還是女孩子的生理期出現紊亂？」

薇薇一一搖頭。

「難道是失戀？」

薇薇害羞地點頭。

原來如此，失戀引起的憂鬱情緒。我心裡頓時有底了。接著，我開始解釋她的自傷和躁狂行為，幾個女孩聽後都表示十分贊同。薇薇也認為自己的問題就是失戀造成的。但孩子畢竟是孩子，或者說父母也是糊塗，看了醫生的診斷和建議後，就以為孩子真得了憂鬱症。

我問薇薇：「醫生除了讓你填寫測量表，有沒有問你近期遇到過什麼打擊？你的心境為什麼變得這麼差？」薇薇搖搖頭說沒有。接下來，我開始幫她解開失戀的心結。

我講了「狐狸和烏鴉」的故事。狡猾的狐狸是如何打動笨嘴烏鴉的心，最後殘忍地將之拋棄。既然那男孩變心了，說明他現在不喜歡你了，他可能移情別戀，已經找到了自認為更好的女孩做朋友。雖然以前和你甜言蜜語、山盟海誓，那都過去了。

我又跟她講了上街選衣服，當時隨便挑選一件能看上眼的衣服就穿上，但過不了幾天，你發現店裡還有更好的衣服，就想換一件新的。接連講了幾個故事後，我問薇薇：「男孩現在變心被你發現好，還是等你們結婚生子後變心被你發現好？」

薇薇說：「肯定是現在發現好啊。」

第三篇　實戰與思考

「所以我要恭喜你啊，你現在就排除了身邊的隱患，使你以後避免了一場重大的傷害，而且還讓你看清了一個人。話說回來，除了讓你暫時感到傷心，你也沒有受多大損失。要是等你們結婚生子後男人『叛變』了，後果不堪設想啊。」

薇薇拚命點頭，大聲喊道：「對對對！」

雁兒問我：「可是她的情緒經常失控，並且自傷，怎麼解釋？怎麼辦？」

「這很簡單。失戀的人心情肯定會糟糕。這時候，一點火星就容易爆發。要麼用自傷的方式以緩解精神上的痛苦，要麼以向外爆發的方式釋放負情緒——大發脾氣。」接著我又講了幾個例子，特別講了愛情和學習動力的故事。

這時雁兒感慨說：「人的選擇真的取決於眼光。」

「對！雁兒說得很對！一切取決於我們的眼光。買什麼樣的衣服，取決於眼光；交什麼樣的朋友，取決於眼光……而眼光的高低取決於你的高度。只有學習才能進步，只有進步才能登高，登高才能望遠，才能一覽眾山小。

「如果你們今後想要找到理想的人生伴侶，追求人生幸福，就一定要學習文化知識，不然就會後悔當初的選擇。只有站得高，才能看到更多美好的東西，選擇的範圍才能更廣。」

幾個女孩目瞪口呆，點頭稱是，並且都說：「看來只有先學習文化知識，但是我們有些科目比較弱，現在努力是不是有點晚？」

「不晚！孩子們，你們還是國二，龜兔賽跑的故事知道吧？你們現在先把基礎文化課程學好，等上了高中以後，再根據自己的興趣偏好確定自己的大學方向。」

孩子們高興地點頭,並且互相加油!

薇薇突然站起來,非常高興地說:「我要學習舞蹈,走藝術的道路。」薇薇同學表示自己的心結已開,和大家相互擁抱。

我想,最高興的還是薇薇的父母,雖然他們還不知道此時此刻自己的女兒已經打開心扉,憂鬱情緒一掃而光。事實上,孩子的父母獲悉女兒一下子頹廢了,自傷了,就馬上丟掉外面的生意,匆匆忙忙趕回來陪女兒,還準備將她送到精神病院住院治療。

看到孩子們歡聲笑語下樓,各自騎著車離去,我感到非常欣慰,當然也為自己的善行感到由衷的自豪。

第三十節　孩子為何退避在家?

來訪者:我一個外甥有嚴重的精神問題,家人正準備把他送到精神病院接受治療。

諮商師:孩子有沒有妄想和幻覺?有沒有暴力或自殺傾向?

來訪者:沒有這些,只是脾氣躁狂,誰的話都不聽。

諮商師:不能動不動認為人有精神問題。孩子不過是對身邊人、對社會、對世界抱有嚴重偏見,所以才叛逆。

你外甥出現的狂躁,多半是父母逼得太厲害,望子成龍心切造成的。他的確也到了成家立業的年齡。父母焦急,想叫他早點成婚,但孩子自己覺得很難適應這個社會,所以他有自己的想法。而父母總覺得他沒有按照

第三篇　實戰與思考

他們的意思去做，就覺得他有精神問題。

家人不理解，孩子的情緒才會一次一次爆發出來。即使他有病，也是現代病，就是以自我為中心，執一己之念，站在自己的尺度，不會站在別人的角度去看問題。

比如在人際互動中，孩子不喜歡拐彎，喜歡直來直去，結果到處碰壁。人與動物的最大區別，是人有思維和智慧，通情達理。善解人意，懂得拐彎。

孩子都有自己坦誠的個性，在孩子的心目中，世界應該是人人平等的，沒有虛假，全都是真實坦誠的，這種理想化的世界應該是完美無缺的。他不知道世界不可能完美無缺。

你外甥總是站在自己的角度去看人，覺得世界應該朝著完美的方向，不知道這個世界是複雜的，不知道美與醜是必須並存的。不知道世界上不光有聽話的良犬，也有狂犬，有瘋狗；不知道世界上不僅有通情達理、大大方方的君子，也有小肚雞腸、喜歡占小便宜的小人；不知道人的情緒不會總是開心高潮，也有心情低落的時候；不知道一年四季不光只有陽光燦爛的好天氣，也有狂風暴雨的壞天氣，不僅有明媚的春天，也有酷暑夏天，還有蕭瑟的秋天、大雪紛飛的冬天。

世界是複雜多變的，而不是一成不變的。但現在的年輕人，從小在溫柔鄉裡長大，在美好的環境下長大。在他們的眼裡，世界都是美好的。一旦世界發生了變化，就覺得世界太骯髒，辜負了他們的理想和期待。

他就是對這個世界帶有偏見，他想改變這個世界，但無能為力，所以他就恨這個世界，怕這個世界，於是他就躲起來，退縮起來。

你說這種情況有精神問題嗎？我覺得最多算心理不健康，就是不能適

應社會，也無法理解自己。

心理問題的本質就是世界觀、人生觀和價值觀的問題。你外甥沒有精神妄想，只是對現實世界看不慣，不是什麼精神問題，只是觀念出了問題。可是你們一次次說他有精神問題，難怪他會十分委屈，連自己親人都不理解，叫他怎麼想？

關鍵是大人，是孩子身邊的人，沒人能夠理解孩子，沒人能夠開導和說服他。大人們只知道要把他綁到精神病院去，動不動說他有問題，其實他沒有。只不過他的世界觀有問題，現實不是他理想中的世界。

你最多可以跟孩子說：是這個世界辜負了你，我們也想改變這個世界，讓它朝著我們希望的方向走，但如果改變不了，我們也就只能適應它。雖然你心地善良、美好，但適者生存。

只有走入他的內心，才能理解他，才能化解他的心，抓住他的人。

第三十一節　他為何忍不住狂叫？

一家三口來到我的諮商室。父母都是老師，孩子今年 26 歲，大學畢業後在外工作。

孩子說自己總是感到壓抑，看不慣的事不敢說出來，不敢得罪別人，吃了虧，也總是忍氣吞聲，比如室友老是穿他的鞋，用他的衛生紙，跟他借錢不還，喜歡占他的小便宜等等，讓他很難過，但不敢講出來；公司主管老是喜歡指責他，讓他非常氣憤，卻又不敢反駁；家裡的父親在電話裡

第三篇　實戰與思考

也喜歡拿別人跟他比，沒完沒了地教導和提要求……這些都讓他心裡總悶著一口氣，十分壓抑。

一年前，他在鬧市看到喧鬧的人群，突然歇斯底里地狂叫一番，而且手舞足蹈，像打人的樣子。但他不會打人，因為有理性，人也很善良。宣洩完後，人就舒服了，也平靜了。只是覺得這樣不好，像個精神病人，從那以後，他就不敢去人多的地方（怕自己又會狂叫），因此很苦惱，以後每次臨近相似的場面，都會讓他感到極度緊張和不安，生怕自己又會失控而狂叫。他也想了很多辦法想控制，但情緒反而愈演愈烈，只好辭職回家。

現在他每天窩在家裡不出門，不交友，總是玩手機。家人叫他做點事也不做，但飲食和睡眠都正常，晚上也按時睡覺。兩個月前，父母帶他去了醫院檢查，初診為「心境障礙」。

父母說孩子的思維很正常，孩子自己也這樣說。「我在家裡總是喜歡躺著，但控制不住胡思亂想。我好像有強迫思維。」

孩子媽媽說：「從醫院開了藥，每天服用，但沒有效果，沒有緩解。孩子26歲了，已經到了成家的年紀，卻成了這個樣子，我們都非常焦急。他爸爸經常會罵他，甚至還會動手打他。其實孩子自己也很苦惱，總是自責，也常常會哭。」

孩子媽說她是在電視和網路上看了我的事蹟，這才決定尋求我的幫助。我用畫圖分析法對孩子講述了壓力與情緒的關係，壓力會導致情緒，反之情緒也會導致壓力。

釋放情緒是治標。像黃河，既要順流而下，又要防止它氾濫成災。認識情緒的因果是治本。孩子為什麼會如此歇斯底里地狂叫？是因為長期壓

第十九章 案例實戰

抑自己的憤怒情緒。星星之火，可以燎原，只要碰到特定的場合（比如人多喧鬧的地方），就會一觸即發。

讓孩子明白他的「狂叫」是好事，如果沒有這樣的宣洩，他此時可能就躺到醫院裡去了，所以要感謝這種宣洩。雖然「狂叫」有些不文明、不得體，卻是自我保護的好方法。

讓孩子明白，過後的自責、內疚、耿耿於懷必然會埋下新的負面情緒的種子。本來「狂叫」是好事，卻因為耿耿於懷，錯誤地管理了情緒，才讓自己的負面情緒進入惡性循環。

孩子不斷點頭稱是，並說自己厭世，感覺活得毫無意義。接著，我跟孩子講了海龜航行萬里到龜島繁衍後代的故事，海龜的動力來自什麼？只有播種、奉獻，人生才有意義。我還向他講述了越王勾踐臥薪嘗膽的故事。人要吃點苦，才能知道甜美。

父親問：「作為父親，發現孩子有問題，應該幫助孩子改正錯誤，難道有錯嗎？」

我跟孩子的父親講了翹翹板讓孩子失重和如何放下的故事，我也講了一個自稱善良的女人去廟裡問師父為何善良的人更痛苦的故事（師父解答說，真正的善良，不是心善，也不是勤勞，而是理解和寬容）。接著，我又講了如何引導孩子，而不是教導孩子，講了吃虧就是福，講了父母應該把權力下放給孩子，真正讓孩子掌握人生的方向盤，不管孩子走彎路，還是吃虧，父母只須一路觀光，除非原則問題，否則絕不干預或提醒。

講完，父母心悅誠服地說：「你的話入心入肺，句句說到人的心坎去了。」

第三篇　實戰與思考

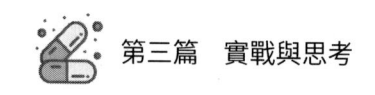

第三十二節　暴飲暴食的背後

來訪者：孩子突然暴飲暴食。之前她憂鬱了請假在家，後來她又因為發胖了而焦慮，現在又在暴飲暴食⋯⋯

諮商師：你的孩子之所以暴飲暴食，是焦慮所致，而吃零食和玩線上遊戲是孩子緩解各種焦慮，如學業焦慮、家庭焦慮最簡單、最普遍的辦法。

迷上網路遊戲或愛上吃零食，肯定會產生不良的後果。當你的孩子發現自己因吃多了零食導致體形變胖，就會很著急。對於女孩來說，體形變胖意味著什麼？孩子比誰都清楚，不用你提醒。因此她會讓自己趕快煞車。可問題就此變得不可收拾：越控制越糟糕。現在的恐懼會導致更大的恐懼，現在的焦慮反而會引發更大、更多的焦慮。這就是情緒的規律。

成年人為了緩解生活中的焦慮，有的去跑步、打球，有的去唱歌、跳舞，有的去喝咖啡。

但孩子往往會透過吃零食、玩線上遊戲、叛逆、搞點小破壞，甚至攻擊他人等方式來降低自己的焦慮。所以一定要讓孩子認清自己的焦慮是什麼，它和暴飲暴食的因果關係又是什麼。

孩子開始吃零食僅僅是為了嘴饞和降低焦慮，當孩子發現身體受到影響後（比如發胖影響形體美），才開始引起重視（當然也有孩子照樣我行我素），就會盡力控制吃零食。

然而，當「想吃零食的慾望」和「怕吃零食的理性」並存時，如果此時錯誤地管理了情緒，就會發生心理衝突──強迫思維。當率先萌發的慾

望受挫後，就會更強烈。也就是說，較量的結果，「想吃零食的慾望」總是占領上風，於是孩子反而會拚命地吃。這就是暴飲暴食。

綜上所述，以前她吃零食是為了緩解學業上的焦慮，現在暴飲暴食是因為害怕自己暴飲暴食而拚命控制，反而導致不得不暴飲暴食。

如何解決焦慮和暴飲暴食的問題？只有轉變對待面臨壓力的態度，掌握正確管理情緒的方法。拙著《情緒心理學》裡有詳細的闡述，恕不贅述。

第三十三節　女孩突然大面積掉髮

來訪者：老師，你好！我的孩子因為成績下滑，心情煩躁。前段時間又因拚命吃零食導致肥胖，最近又大面積掉髮，而且掉得很厲害。去醫院檢查，看看是否和性激素有關，但醫生說孩子的身體很正常，建議我們再看看心理醫生，於是我們看了心理專科。經過幾分鐘的心理測試，醫生說孩子沒有精神問題，只是有些焦慮情緒，建議吃點藥。

諮商師：你把基本情況簡單說一下。

來訪者：我們家是離異家庭，在孩子5歲的時候我和她爸爸就離婚了，孩子現在18歲了，正讀高三，在學校寄宿，週末回家住。有時候跟著爺爺奶奶，有時到我這邊住。孩子的學業成績非常好，在年級頂尖，老師對她的期待很高，可是她的體育成績拖後腿了。老師要她別擔心，只要多練練就能提升，但她說自己刻苦訓練了，卻還是不行，並且越來越糟。

第三篇　實戰與思考

　　我就問她,最近你是怎麼想的,她說做什麼都沒興趣。我說不怕,盡力就行了,可是她非常在意這個事情。由於體育成績持續變差,導致她的情緒十分低落。一個星期後,她就開始脫髮,而且脫得非常厲害,就像做了化療的病人一樣。她現在又非常焦慮脫髮的問題,脾氣也變得越來越暴躁,在家裡動不動就摔東西,罵家裡人。正因為如此,孩子的爸爸和爺爺想把她強制送去精神病醫院治療……

　　諮商師:大量脫髮無疑會為青春期的孩子帶來焦慮。現在我們基本弄清了體育成績下降——焦慮——脫髮——焦慮之間的因果關係。孩子有沒有告訴你,聽到有人在背後說她的壞話?

　　來訪者:這個沒有。她最多就是砸家裡的東西,但是她自己的手機沒有砸,而且她也沒有打人和自傷行為。

　　諮商師:法規限制了心理諮商師對涉及的精神問題進行評估,我說的話只代表個人的建議,不能作為診斷標準。

　　如果沒有幻聽,沒有被害妄想,沒有傷人或自傷行為,也沒有破壞公共環境的行為,而且孩子的邏輯思維很清晰,只是脾氣差了一點,動不動就罵長輩和摔家裡的東西,我認為不應懷疑孩子有精神問題,否則會傷害孩子的自尊心,更何況專科醫院的心理醫生也說孩子沒有精神問題。既然如此,她為何看到金魚缸要把它砸了呢?當時孩子的心理應該是:魚缸裡的金魚無憂無慮、快樂地生活,而我卻這麼痛苦,這麼焦慮,你還在我面前游來游去,搖頭擺尾,你擺什麼?

　　她以為「搖頭擺尾,無憂無慮」的金魚是針對她的,自然就會怒火焚身。其實,她心裡面就像一個充飽了氣的氣球一樣,禁不起半點刺激,否則就會爆炸。如果沒有讓她找到引爆的理由,她就會傷害自己。所以,家

第十九章　案例實戰

裡人時常惹怒她，讓孩子把情緒爆發了，這是好事。如果你們處處順著她，不說她的事，也不管她，讓孩子在家裡想爆也爆不起來，想想看，這對孩子有好處嗎？

比如你跟家人生氣，你把碗摔了，你摔給誰看呢？無非摔給對方看，氣一下他是吧？如果對方不氣，反而理解你：「寶貝多摔一下。」他這樣說，你反倒不會摔，因為摔了碗也氣不到他，摔了有何用？可是，你心中的氣還沒有出啊，不讓氣發出來，會如何呢？它就會傷害自己，就會內攻。

當孩子心中的憤怒就跟水庫裡的水滿了一樣，如果不讓情緒釋放，就得用軀體來堵住洪水氾濫。為什麼洪水會氾濫呢？孩子心裡肯定很焦慮，很矛盾。體育成績上不去，控制不住的焦慮，控制不住的掉髮，還有其他各方面的壓力撲面而來。

感情似水，人的情緒總是往低處流，但也要看往什麼地方流。如果用鋼筋混凝土把它堵死了，它就沒辦法，只能變成一潭死水。然而水的本能都是往下流，時刻都在衝進堵截它的大壩。

沒有人願意心裡藏著一團火攻擊自己，也沒有人願意讓自己變成一潭死水。孩子也不想用自己的身體來堵住這種情緒，做夢都在尋求宣洩。

她在家裡不吃飯或者剩飯了，爺爺奶奶說一下她，她可能會火冒三丈，找到發洩點，把碗摔了。雖然當時的情景很難讓人接受，但這是好事。所以家長該怎麼說就怎麼說，說她幾句比處處順著她要好。當然這要掌握火候，見機行事。

如果站在孩子的角度，家庭破裂就是對孩子最大的傷害，最大的不尊重。父母為了自己的個性和利益不顧孩子的將來，讓孩子失去了完整的家。

第三篇　實戰與思考

別看孩子平時對你們笑，但在內心深處卻懷有「深仇大恨」。我們要承認，大多數單親家庭的孩子很努力，目的就是想吸引父母的注意，他們想證明給父母看，他們是優秀的。所以他們就一直很努力，很要強。其實自尊心很強的反面，是自卑和脆弱，有多大的自尊心，必然有多大的自卑心。

你的女兒想用優秀來喚起你們對她的重新關注；想用實力證明給你們看，你們離婚，你們拋棄她是錯的！但孩子知道父母再重視也沒用，因為爸爸已經建立了新的家庭，也有了同父異母的弟弟，媽媽也有了自己的追求，知道重新回到以前溫馨的家已經不可能，孩子最痛苦的心結就在這裡。

再加上學業上的壓力，單科成績掉下來了，遲遲跟不上，馬上面臨大考了，這讓她非常著急，也影響了學習。每個人都要看到自己的強項，也要看到自己的弱項，不一定學業成績好，體育成績也好，沒有十全十美的事。

來訪者：現在我沒辦法勸解她，因為她不過來，她恨我。可是她在那邊，爺爺他們心裡又受不了。

諮商師：把原因找到後，才能知道用什麼方法去幫助她。不要盯著她的表象，要看到她的憂心如焚，很脆弱。為什麼她開始胖，後來突然減肥，又瘦了呢？為什麼她又暴飲暴食，後來掉頭髮呢？當然我們不能肯定脫髮就是因為心理緣故，也有可能是生理引起的，比如打針或吃藥引起的生理紊亂。

一般來說，突然掉髮或白髮，與情緒有關係，焦慮、憂愁、壓力都容易引起脫髮。孩子沒有自傷行為，說明孩子找到了出氣的地方，這是好

事。她的情緒與叛逆的孩子是相似的。

　　我外孫女處於青春叛逆期時，我就跟我女兒說過，你是希望你女兒叛逆，還是希望她憂鬱？叛逆就是把憤怒攻擊別人，讓別人（主要是家人和老師）感到難受一點。但如果你不讓她叛逆，憤怒的火焰就會燃燒自己，她可能就病了，甚至會走入極端。

　　只有權衡利弊後才知道該怎麼做。你的孩子雖然攻擊別人，但不會傷人，只是摔摔東西。如果孩子總是傷人或有大的破壞行為，就另當別論。她只是有選擇性地破壞一點東西，比如把金魚弄死。

　　她為什麼會這樣做？她就是很難過，想找一個發洩的管道而已。不要讓她把憤怒的洪水堵在心窩裡，否則就會心如止水，水就會發臭，就會變味，人就容易生病，形成體化症。

　　人堵不過心頭澎湃的焦慮和憤怒的情緒。雖然孩子發洩了一點，但大部分還沒有發洩出來，或者即使發洩了一部分，比如發給了爺爺奶奶，但過後孩子也因為自責自罪，會感到更加憤怒和焦慮。

　　壓抑在心頭的情緒，很容易讓人抬不起頭，破壞神經系統的功能，讓人的生理發生紊亂，比如頭暈耳鳴，肚子痛，失眠，暴瘦，脫髮等。根據這種情況，一定要幫孩子找到宣洩的途徑。針對孩子這種情況，我們現在來研究用什麼方法去介入。

　　她現在跟著爸爸和爺爺和奶奶，你就要跟他們說一下孩子的情況，以便引起他們的重視。因為孩子出了問題，對誰都不好。有病就得治，她只是在家裡做點可以接受的破壞，把氣出在爺爺奶奶身上，沒有其他過於激烈的行為。這不是病情嚴重的表現，而是一種勇於發洩的表現。只能說明她心裡有壓力，而且還有宣洩的勇氣。我覺得這是好事，應該給予接納。

第三篇　實戰與思考

　　來訪者：我們每個人都非常愛她，不會因為她砸一點東西就心疼什麼，我和她爸爸也是反覆糾結了很久了。

　　諮商師：你要看她有沒有去讀書，我覺得這很重要。孩子照樣去讀書，說明心理還比較正常，只不過承受的壓力大，脾氣大點而已。為什麼脾氣大呢？心頭的怒火不是無緣無故來的，就像山崩，是因為下了大雨。孩子生氣了，肯定有原因。

　　我個人建議，孩子發脾氣摔了東西後，你們不用跟她講什麼大道理，因為她都知道。罵了爺爺奶奶，破壞了家裡的東西，她肯定會後悔（如此又會加重她的心理負擔）。

　　她砸了東西，你們應該感到高興。因為這不是她的錯誤，而是一種宣洩。如果家長不讓孩子宣洩，動不動就要把她送到精神病院去，這不是明智的選擇，而是對孩子極不負責。當然你可以帶孩子到醫院去問詢。

　　要釜底抽薪，不要揚湯止沸。痛則不通，通則不痛。心理問題，不是透過吃藥就可以解決的，要疏通情緒，打開心結。我們要做的，是教會孩子正確管理情緒，正確面對壓力，只有雙管齊下，才能標本兼治。

　　來訪者：我現在跟她講話都講不上。

　　諮商師：現在你肯定跟她搭不上話，爺爺奶奶可以跟她說話嗎？

　　來訪者：不行，大家都不敢管她，她想做什麼就做什麼，她甚至暴食以後吐了，我們都不能問，如果問了，她馬上就發火。

　　諮商師：到了這種地步，你可以採取「游擊戰術」。順便問一下，她的衣服誰洗？

　　來訪者：衣服應該是她奶奶洗。

　　諮商師：她心裡有氣，我們就要讓她把氣發出來。可採取激怒法，就

第十九章 案例實戰

是不要處處順著她。比如，奶奶故意不把她的衣服洗乾淨，或者「忘」了洗。循序漸進，不要過度。

我們現在已經明白了，孩子是有情緒堵在那裡。如果她回家，你看到她的臉色很難看，說明她有情緒，這時你們都不敢惹她，任由她關在房內不出門。好像這是對她好，其實錯了，因為她的情緒沒發出來，悶在心裡更難受。這個時候，要讓她發出來。你們可以故意惹惱她，讓她發洩一通，哪怕摔個碗都好。

惹怒她的辦法很多，比如她在家哪方面做得不好，你可以說兩句，等她發火了，你就不要接嘴，隨她發洩。奶奶故意不洗她的衣服，就是讓她心裡怪你們。要知道，很多憂鬱症患者最後覺得自己對不起家人，總是自責自罪，這說明患者已經在自我攻擊，導致憂鬱症患者走向極端。

從現在起，你們不要讓她自己認為有罪，要讓她認為你們不講道理，不近情理。當然這要掌握火候，動作不要搞得太大了。你不是說爺爺送她去上學的時候，因為差點讓她遲到，一路上被她數落嗎？爺爺做得好，沒有反擊。否則，前面做的努力（惹怒她）就白做了，做了無用功。

當孩子平靜的時候，你就惹怒她──敵駐我擾；當她發火的時候，你們就不要反擊──敵進我退；當她把憤怒的子彈全部射完了，你再去收拾她──敵疲我打。

比如她把魚缸砸掉了，你不打她也不罵她，等她平靜後，你再找她談心。她砸了魚缸，肯定會覺得內疚。當她內疚時，你們就說點別的事。比如可以說：「不就是學習中遇到一點壓力嗎？那個算什麼？」接著你現身說法，把自己的親身經歷或故事講給她聽。

你要做的就是幫她化解壓力和管理情緒，幫孩子正確理解考試和學業

第三篇　實戰與思考

成績。每個人都有自己的強項，當然也都有自己的弱項。優點越突出，缺點越突出。你學業成績那麼好，可能別的方面就不好。人不可能十全十美，她就是極端追求完美的人。

來訪者：我可以直接跟她談學業嗎？

諮商師：要看情況，她發火的時候不要談，一定要等她平靜下來後再談。古代攻城，有一種策略叫「罵城」，派一些老弱病殘上前輪番叫罵，城裡的守軍被罵得難受，氣得打開城門迎戰。這時候，罵城的人趕快逃跑。等敵人發洩完畢，沒有力量的時候，我再進攻。

她罵了爺爺奶奶，知道惹爺爺奶奶生氣了，也自覺內疚。等孩子平靜後，爺爺奶奶才可以勸說孩子。

記住，不要把順序搞反了，你要攻其兩頭。比如，你故意不洗她的衣服，她就會發怒：怎麼搞的，我的衣服都沒洗？她那麼愛美的人，肯定會發火罵人。只要惹惱了她，你的目的達到了，就不用再接嘴，開始撤退。等她罵完，甚至把東西摔了，把花盆給踢了，等她發洩完畢後，你們之中的一個再閃亮登場。一個裝好人，一個裝壞人。比如爺爺專門惹怒她，奶奶專做和事佬。

來訪者：她老是悶著不說話。

諮商師：你不是說她上課去了嗎？怎麼會悶著呢？

來訪者：她在學校裡面倒是不悶，但在家裡就悶著不出去，有時候不惹她，她都會發火，就是讓我們感覺不知道要怎麼做才能幫助到她。

諮商師：只要沒有打人，沒有自傷行為，沒有出現幻覺或被害妄想，情緒越宣洩越好。

來訪者：我不知道她是否有幻覺，她又不跟我說，我也不好拿捏幻覺

第十九章 案例實戰

是怎麼回事。

諮商師：比如幻聽，聽到別人在罵她，而且非常清晰，因此她也破口大罵，其實當時家裡沒人。她有沒有跟你們說過有人想害她？

來訪者：她沒有這些。假如她有幻聽或被害妄想，在學校早就暴露了。

諮商師：你說得非常正確。如果在學校聽到有同學說了壞話，懷疑有人想害她，她肯定會跟人吵架的，一下就暴露了，別人就知道她有精神問題。你可以再問一下班導師。

來訪者：還有個問題，我現在非常想表達我對她的愛。我在訊息裡跟她講，要她過來，就像以前一樣，兩邊都來，但她沒理我。我沒辦法讓她跟我在一起。

諮商師：你們夫妻在她 5 歲的時候就離婚了。她覺得你們拋棄了她，她恨你們，這個時候，你再說怎麼愛她，她都會覺得很虛偽。

對孩子的愛不只是透過語言來表達，默默去付出，包括幫她選擇心理諮商。不要指望一下就把你的愛傳遞到孩子身上，不要貪圖形式，要從內容上下手。你要把你的愛傳遞出去。只要你心中有光，自然而然就能照亮孩子的心。比如你可以跟爺爺奶奶說，孩子看問題的觀點有點偏激，也不善於管理情緒，請給孩子一些時間，讓她自我調整。

壓力和情緒互為因果，壓力是源頭，情緒是結果。看到別人的體育成績好，她就不服了，就給自己壓力，接著就有了情緒。

讓孩子學會正確管理壓力和情緒，使之明白，有一失，必有一得，人貴有自知之明。體育不是我的強項，我不能老拿自己的短處跟別人的強項比，我盡量做好自己就好，這才是正確的態度。

第三篇　實戰與思考

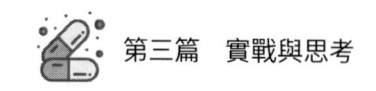

　　有壓力就會有情緒。如何管理情緒？八個字：疏而不堵，正受不受。

　　孩子內心波濤洶湧，但她卻不讓它宣洩出來。她總是想把它堵死，結果堵不住，心裡就更難受，人就崩潰了，所以就亂罵。這個不順心，那個看不慣，她就開始折磨。但在學校和外面，她不會找別人發火，說明孩子很善良，很懂事，行事有分寸。

　　你們一定要明白孩子的心。其實孩子已經宣洩了，但是還沒有徹底宣洩。你一定要明白這個道理，幫她去管理情緒，讓她多釋放。

　　如何跟孩子溝通？當孩子吵完了，把東西摔破了，心裡沒氣了。你再去跟她說，她應該會聽你的。

第三十四節　與雙向孩子的家長對話

　　來訪者：孩子前段時間情緒突變，脾氣十分暴躁，但這段日子又消停了，但情緒很低落。每天關在房門內不出來，不和我們說話，也不吃我們做的飯，白天睡大覺，晚上通宵玩手機。這可怎麼辦呀？

　　諮商師：憂鬱猶如一個心魔，它會「借屍還魂」，欺騙世人。憂鬱的心魔，喜歡孤獨、陰冷、黑暗，不喜歡陽光、運動和聚會，所以它總是躲藏起來，目的就想發展壯大自己。你現在看到的不是曾經陽光的孩子，而是一個失去靈魂的軀殼而已。你的乖女兒的思想和靈魂被「惡魔」綁架了，塞住嘴巴，藏在你不知道的地方。

　　心魔為了達到它的目的，會想方設法誘惑或逼迫家長按照它的意圖去

第十九章 案例實戰

做，比如讓它躺著，讓它安靜，讓它關在房內不出門，讓它吃冰淇淋，一切讓著它，忍著它。

要想孩子好起來，除了讓孩子吃藥，你們還得和她身上的心魔鬥智鬥勇。知己知彼，百戰不殆。只有撕破心魔的面紗，讓其暴露在陽光下，它就什麼都不是，因為它本來就是「小人」。

來訪者：以前我總是忍讓，但忍多了就會爆發，而且爆發得越來越厲害，對孩子的傷害也越來越大了。

諮商師：以後，你想怎樣就怎樣，不要把孩子當病人。該罵就得罵，不要忍氣吞聲，否則你也過得累，孩子的問題也解決不了。其實，有時候你罵孩子，孩子反而還會好受點。因為孩子現在不能說話（被心魔塞住嘴巴），看到自己的父母被惡魔利用和掌控，她的心其實也很難受。

因此，以後你不要跟她講理，因為你是與魔共舞。你可以罵她（其實你罵的是心魔），孩子才知道父母沒有被惡魔掌控，雖然她失去了自由，但心裡卻樂著。心魔一旦發現自己的詭計被你們識破了，不再受它操控，無法寄生在孩子身上，它就會悻悻離去。到那時候，孩子的身心就會恢復自由。

來訪者：老師，我明白了，以前我看到孩子出現體化症後，總是一副楚楚可憐的樣子，我就會百般呵護她，處處讓著她。我以為這樣，孩子的「病」才會好。

今天聽了老師的一番具體比喻和分析後，我覺得十分有道理，跟我以前聽到的道理完全不同。至於今後應該如何跟孩子（或心魔）打交道，我現在已經有了方案了。謝謝您的智慧對我們的幫助！

第三篇　實戰與思考

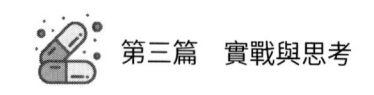

第三十五節　年輕同事憂鬱了怎麼辦？

來訪者：我有個同事，今年 22 歲，前兩年遭受了一些網路暴力。最近看他有一些憂鬱傾向，有時有輕生厭世的念頭，但我們不懂這個事。想向你諮詢一下，看你有沒有什麼好辦法。

諮商師：謝謝你對我的信任。有憂鬱不一定就有憂鬱症。要把情況弄清楚，才能做些相應的建議。要麼請他本人找我，要麼叫他的家長找我，如果作為同事，你幫他諮商，恐怕沒有什麼效果。

來訪者：行啊，我先跟他父親溝通一下，因為我同事現在有點偏執。另外我想問一下老師，如果到醫院吃藥治療的話，這個藥物會不會對身體產生一些副作用，或者產生一些不可逆轉的東西？

諮商師：如果憂鬱程度到了想自殺，一定要讓他去醫院找醫生吃點藥。但憂鬱症的治療要分三步走：一是藥物治療，二是心理介入，三是社會支持。作為同事，你們對他的關心屬於社會支持。社會支持相對容易做到，藥物更可以做到，最難的就是有效的心理介入。

抗鬱的藥物只是穩定求醫者的情緒。藥物可以快速控制人的情緒和生理問題，但藥物沒有治療病因的作用。許多專業人士稱藥物有根治作用，這是不實宣傳。認為精神藥物可以治好精神病，我認為這種說法不妥。就像安眠藥，可以讓失眠的人睡覺，但沒有治療意義。因為離開了安眠藥，照樣又會失眠。

如何去理解「治療」呢？不管哪種治療，無論藥物治療，還是非藥物治療，一定要朝著治好的方向良性發展，但是藥物治療精神或心理問題就

第十九章　案例實戰

沒有這種效果。

相反，藥物治療越久，心病會越嚴重，只不過病情被藥物捂住，讓患者暫時感覺不到罷了。一個人怕冷，如果冬天待在暖氣房，或者讓他24小時抱著電暖器生活，雖然暫時不覺得冷，甚至感覺很暖和，但只要一出門就會覺得更加冷。

靠藥物維持神志正常，靠電暖器安全過冬，這應該不算健康的人吧。躲在暖氣房裡，雖然不怕冷，但是暖房並不能增強人的抗寒能力，反而會降低抗寒能力，或降低免疫能力。這應該是不難理解的生活常識。同樣靠藥物維持，雖然精神正常，但藥物不能治本，反而會降低身體免疫力。不管是憂鬱症、焦慮症、恐懼症、強迫症，任何藥物都不能從根本上治癒。因為心病一定要心藥醫，解鈴還須繫鈴人。一定要找到問題的症結，對因治療，才是正確的方向。

來訪者：我知道了，謝謝老師。我想問一下老師，如果服用這些藥物的話，對大腦神經或者對他的身體有沒有嚴重副作用？

諮商師：任何藥物都有一定的副作用，但重度憂鬱症不用藥又不行。尤其到了自殺傾向頻發的程度，一定要透過藥物控制。比起藥物的副作用，生命畢竟更重要！你說呢？

來訪者：是的，老師說得太對了。袁老師能不能幫我這個同事進行一些心理輔導？像這樣的輔導，我們也不是很懂。

諮商師：如果他躲在家裡，諮商師就不需要跟本人對話，只須跟他父母對話即可。也就是說，對家庭成員進行心理治療。事實上，如果他躺在家裡，關鎖房門，心理介入反而更容易成功。如果他已經在上班，讓他本人接受心理指導。

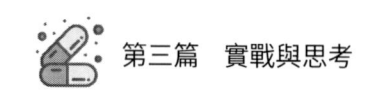

值得一提的是，憂鬱症患者大都不相信心理老師，或者說他們不認為自己有心理問題。

來訪者：大概知道了。老師，我想問，可以進行遠端心理介入嗎？另外我還想說明，他的自殺傾向不是很嚴重，只是有時候會突然爆發，也就是突然會感到心裡難受，然後爆發一下。說白了，還沒有到自殺的地步。平時他的工作也很積極，只是因為以前受到過網路暴力，只要遇到某些情景，情緒就會突然急轉，歇斯底里。

諮商師：憂鬱情緒的心理介入完全可以透過遠端進行，而且效果不會差。因為憂鬱者的問題很多涉及個人隱私，不好面對面，一般透過遠端介入，效果都比較好。根據實際情況，如果憂鬱者跟父母生活在一起，但關在家裡不出房，沒有到外面上班或學習，這種情況，只需要進行家庭治療就可以。否則，就不需要，直接跟他本人一對一進行心理介入。

來訪者：明白了，謝謝老師！

第三十六節　社交焦慮性憂鬱

有個老鄉在路上遇到我，談及自己的孩子有社交恐懼，問我怎麼辦？老鄉說，她兒子30歲，社交焦慮憂鬱，不敢出去上班。擔心孩子這樣下去，不知何日是頭。

我們邊走邊聊。面對現實高壓環境，誰都害怕，就跟冬天看到冰冷的水，誰都會膽顫心驚。比如剛學開車，一開始都害怕，因為開車有危

第十九章　案例實戰

險，尤其在高速公路上，車水馬龍、爭先恐後、風馳電掣，確實讓人害怕緊張。

誰都不願面對陌生的人群、難纏的客戶、冷酷的主管，誰都不願意看別人的臉色，不願意厚著臉去求人。何況還有社交失敗的記憶。這種記憶會影響人對現實的判斷，讓人感到心寒，望而卻步。但有的人為何又敢涉險，大膽前行呢？因為有成功的經驗，在某種場合，有過成功的體驗。比如在工作中能夠找到自信，在現實中能夠得到歡樂。

有苦有樂，苦盡甘來。成功的體驗、開心的記憶鼓舞著我們面對現實的挑戰。雖然初學開車的時候會感到特別害怕，但當我們帶著恐懼去面對，並且一次一次順利到達目的地後，對開車慢慢有了自信，就不會再害怕了。如果想等不害怕後再去開車，永遠等不到。一定要學會面對現實，帶著害怕去面對去實踐，只有這樣，才會克服恐懼。

與其說是殘酷的現實環境讓孩子感到畏懼，對社交產生了恐懼，不如說是因為孩子有社交失敗的創傷性體驗或記憶。孩子並不是膽小，如果是這樣，孩子就不會在畢業後「闖蕩江湖」，但就是那次「闖蕩江湖」後，孩子受到挫傷，再也不敢去找工作了。

如何戰勝社交恐懼，讓孩子勇於去面對現實環境呢？那就要幫助孩子正確對待恐懼和曾經有過的失敗記憶。

每個人都有社交恐懼，如果加上曾經有過社交失敗的不良體驗，就會怕上加怕。開始的害怕是先天性的，是人之常情；後面的害怕是後天性的，是有過失敗體驗或記憶形成的。

趨吉避凶是人的本能，誰都不願去面對恐懼。但人是有智慧的，會透過思考做出正確的選擇。怎樣才能戰勝恐懼？如何才能超越自我？需要大

智慧,而不是小聰明。聰明是動物有的,智慧只有人才有。智慧的人懂得,只有面對後才會不懼。

人的智慧透過自己摸索或透過老師講道而獲得。只有讓孩子懂得任何事情只有去面對,才能迎刃而解;只有帶著害怕去面對,才能夠最終消除恐懼。運用這種思維,就會用成功的、開心的記憶替代失敗的、痛苦的記憶。

第三十七節　為什麼總是頭暈?

昨天有個女性憂鬱者在線上諮詢:自己為什麼會頭暈,而且身體不斷發胖?我說,壓力鍋為何會冒氣?因為不斷在替它加溫,當氣壓到達一定程度後,裡面的氣體自然就會從閥門中衝出來,否則就會爆炸。

人也是這樣,如果總是不斷對自己施壓,不斷壓抑自己的情緒,不去釋放,久而久之,被壓抑的情緒就會產生氣壓,達到極限後就會衝出來。結果要麼唉聲嘆氣,要麼頭暈腦脹,要麼四肢顫抖,要麼神經系統失調,導致腸胃不適或者容易飢餓。

頭暈就想睡覺,嗜睡身體就容易發胖。感到飢餓,吃飯就香,胃口變好,就想吃肉。因為吃素容易餓,所以拚命吃肉,體形怎能不胖?

心裡藏了很多事,壓在心裡沒有釋放,就像壓力鍋,到了一定火候,肯定就會冒氣,就會往上衝,就會讓你感到頭暈腦脹,頭重腳輕,走路就容易跌倒。

第十九章　案例實戰

繃得太緊的琴弦，稍加一點刺激，就會斷。快要被壓垮的駱駝，只須一根稻草都能把牠壓死。當人壓力大的時候，就會感到弱不禁風，稍微受一點點刺激，就不行了。所以憂鬱症患者和有情緒問題的人，稍加一點壓力就會受不了，因為他們心裡已經承受了太大的壓力。

如果換成能量很強大的人，或者沒有什麼壓力的人（如壓力釋放了），不管你加多大的壓力（當然也有限度），他都無所謂。胸懷坦蕩的人，對外界的刺激絲毫不會介意，因為正能量太強。如果水庫沒水，連下幾場暴雨也無妨，如果水庫太滿了，稍微下一點雨，大壩就岌岌可危，不安全了。

綜上所述，若想讓自己不敏感，就得增強正能量。對你來說，最好的辦法應該是多和人交流，傾訴心聲。出門運動，多釋放自己。如果不釋放、不放鬆，人就憂鬱了，就這麼簡單。

第三十八節　如何調節生活中的憂鬱情緒？

來訪者：在日常生活中，有些憂鬱情緒會混雜著焦慮，讓人感到煩躁不安。這種焦慮性憂鬱讓人心情低落，雖然遠遠不及憂鬱症的診斷標準，但讓人痛苦。我們應該如何調節這樣的憂鬱情緒呢？

諮商師：如果你知道怎樣管理黃河，你就知道如何調節憂鬱情緒。堵截肯定不行，只有疏而不堵才可以。建議不要只顧著求解決方法，而應了解情緒的由來，明瞭它的因果關係。只有明因識果，才能欣然接受現狀。所以古人說，正受不受。只有正面接受現實，才不受其害。

具體如何調節自己的憂鬱情緒？要明確情緒背後的壓力是什麼，你對它如何解讀，將決定你的態度和你的情緒。比如主管責備了你，處處給你壓力，讓你有情緒，但你又不敢違抗，不敢反擊，也不想跟別人傾訴，說不出來的痛苦硬是被你壓抑下來，就變成了憂鬱情緒。

要調節這股憂鬱情緒，就得先了解給你壓力的主管的真實用意和你的壓力本身。當你明白了主管其實是為了磨練你，栽培你，才會給你壓力，你會做何感想呢？

一般來說，被主管責備的人在主管眼裡是比較安全可靠的，也是主管比較在乎的人。明白這點，你就不再為此耿耿於懷，就會釋然。換句話說，為你造成憂鬱情緒的源頭已經化解了，不會再有新的憂鬱情緒。剩下的只有過去造成的憂鬱情緒，它們現在還堵在你的心裡，怎麼辦？很簡單，釋放就是。如何釋放？方法很多，參加運動、踏實工作、聽音樂等等，都是發洩憂鬱情緒的好方式。

最後溫馨提示：不管是憂鬱症還是憂鬱情緒，都要找到致鬱的原因，打開心結才是關鍵。

第三十九節　被同學孤立怎麼辦？

這是一個典型的校園霸凌案例，我一共做了兩次諮商，第一次是與孩子的媽媽對話，第二次是直接與孩子對話。第二次對話一共分四個部分。

第十九章　案例實戰

第一部分

來訪者：我是一名高二女生，成績還行，在班上是班級幹部，課餘喜歡書法。因為在學校被同學孤立和打擊，讓我感到憂鬱和恐懼，不想去上學。

諮商師：你媽媽向我說明了你的情況，並且發了一張你的照片給我。你看上去像一個很努力的女孩，你現在的痛苦可能都源於這種好強的性格。我也非常好勝，我今年58歲，每天五點鐘之前起來堅持寫作和冬泳。

以前包括現在，我從不服輸。我在班上一定要拿第一，全年級一定要拿第一，如果不拿第一，我就吃不下飯，睡不著覺。但人的能力總是有限的，有時候總是力不從心。像冬泳，看到別人早早就去了江邊，我也想趕上並超越他們，黎明前我就驅車到江邊。後來我想這究竟是圖個什麼啊？幹麼要冒著黑暗開車的危險去游泳呢？我想比個什麼啊？別人那麼早，興許人家有自己的緣故，比如當早班，要出差，要送孩子上學，所以他們必須得早起啊。

我發現有的泳友游得非常快。當我游完一個來回，他已游了兩個來回，速度比我快很多，但我也用了力啊！我覺得自己也蠻厲害，但為什麼速度就是比不過別人呢？我有點鬱悶了。好在泳隊裡也沒人因此看不起我。因為我的年紀也大，沒人跟我比，也沒有什麼好比，畢竟都是業餘的。

但在學校就不一樣。同學們年齡差不多，每門功課，大家都想拿好成績，但每個人的能力有限。這個能力包括智力，也包括精力。光有智力，卻沒有精力，比如晚上沒睡好，白天沒吃飯，怎麼跟人家去比拚？你怎能用心寫作業？怎能安心聽課？

第三篇　實戰與思考

　　人若生病了，學習就會力不從心，人就會不開心，就會感到苦惱，認為自己不努力。比如到了考試的時候，發燒、拉肚子，生病了，就會認為運氣不好，怪老天不公平。這都會導致心情憂鬱。

　　木秀於林，風必摧之。越是頂尖的人，越會受到眾人的「圍剿」。學習頂尖，有妒忌你的，也有祝賀你的。有些恭喜你的人，臉上掛著微笑和祝福，眼神裡卻含著嫉妒。誰叫你那麼優秀！

　　優秀的人並不會有自己預期的那麼榮耀。雖然拿到第一，別人都會羨慕，但你並沒有感到有什麼快樂。就像吸毒，雖然當時有種飄飄欲仙的感覺，但很快又會感到一種空虛和寂寞。然後你又想用一種更大的刺激——讓學習更上一層樓，來填補內心的空虛和荒蕪，你因此變成了學習機器和「孤家寡人」。因為你太優秀了。

　　像我這個年齡，別人都到外面享受去了，而我每天埋頭研究和寫作，還要幫人做心理輔導，另外，我還要思考，還要運動。當然，我在運動的同時也在思考。當我們付出真心和努力後，一旦得不償失，汗水付之東流，我們就會感到傷心和鬱悶。

　　拿了獎，按理應該高興，但是你卻高興不起來。看到同學們一步一步地遠離你，而不是親近你，讓你感到孤獨和淒涼。同學為什麼要遠離你？按照常理，大家都喜歡陽光，喜歡靠近正能量。你那麼優秀，充滿著正能量，同學卻為何孤立你呢？

　　月明星稀，你的出類拔萃會讓身邊的人感到黯然和自卑。因為很多時候你在咄咄逼人，不一定是語言上的，更多是在你的實際行動上，比如，有時候同學也想邀你一起出去玩，但看到你沒完沒了地寫作業，專注於學習和思考，人家不忍心打擾你，所以不願意跟你玩，你的朋友因此越來越

少。我在讀大學的時候，也幾乎沒有朋友，因為我性格孤僻，不合群。

後來我到各地去講課，我也在思考，怎麼才能夠交到朋友？其實我們可以從朋友的「朋」字得到詮釋。「朋」由兩個「月」構成，兩個明「月」聚在一起，就成為朋友。互相借光，互相取暖。月亮本身不發光，完全靠太陽反光。它跟鏡子一樣，把太陽的光反照給地球，所以明月如鏡。

兩個都想借光的人在一起，就能變成朋友，各取所需。比如你學業成績好，我學業成績差，我就想跟你做朋友。因為我希望你能幫我，希望你平時能輔導我……但特別優秀的你，自己都忙不過來，哪有時間去幫別人？更何況你也不屑於這樣做。所以別人就會感覺你高不可攀，高處不勝寒。既然從你身上借不到光，別人就漸漸地遠離了你，重新尋找需要的光。

到了國三和高一，你和同學們住在宿舍裡，發生的事更多。小宿舍裡，你這麼努力，那麼用功，學業成績那麼好，樣樣都出類拔萃，無形中就把別人給比下去了，讓室友黯然失色。雖然你沒有驕傲自大，但別人跟你在一起無形中會有一種壓力和自卑感。當那種自卑無法踰越，而你又幫不上別人，人家反過來就會損害你。

剛才我說了，你有鏡子，你有光，按道理成績差的人要向優秀的人學習，但想跟你學習的人，如果借不到你的光，學不到你的東西，肯定不高興，背後就會損你。比如一個長得漂亮和一個長相差的女孩走在街上，容易引起男性回眸。看誰呢？肯定是漂亮的女生。如果漂亮女生聰明點的話，就會把光讓給長相差的，增加她的曝光率，而自己低調點，這樣跟你的人就會越來越多。

第三篇　實戰與思考

第二部分

　　來訪者：我每天都感覺頭暈，去醫院檢查也查不出什麼病來，但就是頭暈難受，全身無力⋯⋯

　　諮商師：你就是因為這個事感到難過，不想去學校？你是班級幹部，說明你成績很好。平時你跟同學不善於開玩笑，也沒有一個玩得特別好的，說明你的性格有些孤僻。你的學校離你家那麼遠的路，回來住也不方便，所以選擇寄宿是對的。但與同學們住在一起，產生一些矛盾，這是很正常的。

　　剛才我講了兩個朋友如何相處的要領，就是互相借光，彼此尊重。在學校裡，每個人都有不同的個性，但在宿舍裡過團體生活，大家就要求同存異。雖然你不喜歡有些人的觀點，也看不慣某些人的做法，但我們都要包容對方，而不是隨意去責怪或改變對方。

　　有個成語叫疑鄰盜斧，說的就是我們看一個人，當自己的心態改變後，看到的完全是不同的一個人。懷疑對方，我們看到的對方是壞人，信任對方，看到的對方卻是一個好人。其實，對方沒有變，變化的是我們的心。

　　我是一名警察，也是心理老師，身邊的人也因此替我戴高帽子。好像我應該比普通人高一點，跟他們似乎沒有共同的語言，但恰恰相反，我跟普普通通的人打成了一片。因為我要研究心理學，我不能脫離生活，不能脫離群眾。我必須深入平民生活，包括我每天在外面鍛鍊，還有冬泳，我都會主動和普通的人問好。這樣可以活躍氣氛，縮小距離，讓我們之間有話可說。如果高高在上，誰都不願意跟我說話，我還能捕捉到接地氣的心理學知識嗎？

第十九章 案例實戰

　　適者生存。人與動物最大的區別，人有思維，有智慧，比動物更能適應環境。每天在社群裡看見很多人在說恭維討好的話，我也很難受，也想退群，但我沒有。雖然我難受，但我選擇理解和接受。

　　一個人的心理健康與否，主要看其是否能適應社會環境。如果覺得跟室友話不投機，沒關係，但可以帶上一雙耳朵和一顆真誠的心去聽。當然不是 24 小時聽她們瞎扯，我有自己的原則。比如到了學習時間，我要看書，要寫作業。除此之外，我可以跟同學融合在一起。

　　另外，一個人適不適應社會，要看自己在社會中擔任怎樣的一個角色。簡單來說就是識相，懂得自己的分量。所以一定要中肯評價自己：我究竟是什麼樣的人？我不是地球的拯救者，沒有我地球照樣轉。只有中肯評價自己，你就不會讓自己變得清高、孤僻。

　　雖然我不玩遊戲，但是我並不反對別人玩。我另一半、我兒子，甚至我外孫他們都會玩網路遊戲，雖然我覺得他們在浪費時間，但我不反對。也就是說，我不會輕易干預別人的人生觀和價值觀，但我可以提出見解，很多時候我會表示理解，願意去包容。如果這個看不順眼，那個看不順眼，你會發現最後你連自己都會討厭。

　　水至清則無魚。如果人太清高了，就沒有朋友。以前我在大學裡就是格格不入，所以我沒有幾個朋友，活得非常痛苦。我就是不明白做人的道理。

　　網路社群和現實中，每個人都在演戲，這就是生活和現實。大家都有壓力，因為每個人都戴著面具，穿著厚重的鎧甲。這個鎧甲就是偽裝，常常偽裝自己，能不感到壓力嗎？

　　到家裡就不用穿鎧甲了，跟家人在一起，你就會勇於表達自己的真

第三篇　實戰與思考

實,甚至叛逆。像我的外孫女,她「罵」媽媽,她媽媽就很生氣。她說這孩子一點都不懂得感恩。我笑著說:「罵得好啊。說明孩子在學校裡面表現非常優秀。」在外面要交朋友就得適應別人,裝笑,裝好人。

明明你討厭他,卻還要笑臉相迎,對其說好話,讓人家對你有好感。偽裝就是壓抑自己。本來我想罵那個人,但我不敢。明知老師冤枉了我,原本想發火,但我只能忍氣吞聲。如此偽裝自己,如此曲意奉承別人,能不難受嗎?

來訪者:某同學說我的壞話,本來我想跟他吵架,但我不敢,因為我有理性,我知道後果是什麼。就因為怕後果,所以不斷去壓抑自己的本性,沒有讓它去爆發,沒讓它去表達,所以我們活得如此痛苦,如此焦慮。

諮商師:其實我們大人也會經常遇到類似的情況。明明喜歡的東西,卻假裝不喜歡;明明討厭的事,卻假裝喜歡,去接受。

人都有隱私,為了保護隱私,往往活得很累。我們所有的痛苦,幾乎都是因為隱私。個人隱私不想讓別人看到,包括自己的父母。因為孩子們都希望在父母長輩面前展現自己的優秀,不想讓關心自己的人覺得自己沒用。很多時候我們不想暴露自己的弱點,而偽裝所帶來的心理包袱會讓人深感壓力。

假如你把什麼事都告訴父母,甚至「忤逆」了父母,也許你的壓力會得到緩解。就像河流,本來要奔流而下,但你欲橫加干預,想切斷它,阻止它往下流,從而變成了死水。

我們的心就像被堵住了的河流一樣,你不讓它咆哮,不讓它發洩,結果心如止水,鬱鬱寡歡。表面上它碧波蕩漾,內心卻激越澎湃。

你在學校是一個乖乖女,是個優秀生,而且還是一個團結同學的班級

幹部，但站在你的角度，你都是順著別人，一直在曲意討好別人。看似心如止水，但你難受啊！因為你在委曲求全。在你溫柔可人的外表下，每時每刻都在醞釀衝殺，想衝破理性的大壩，想表達自己的真實。你在宿舍被孤立，你在校園遇到了冷暴力，讓你感到有苦難言。

在中小學校園，冷暴力現象十分普遍。就像剛才講的河流，雖然它被你切斷，不能下流，但是上游來的水，照樣流進來，為大壩帶來龐大壓力。你不敢釋放自己，不敢表達自己的情緒，但別人卻不斷地給你壓力，對不對？學業不斷給你壓力，回到宿舍裡你又有壓力。這些壓力源源不斷地湧進，但你又不能釋放，只能一次次用自己的理性做大壩，去堵自己的情緒。

來訪者：老師在課堂上冤枉了我，我很想反擊，但倫理不容，我知道學生不能罵老師，所以我不敢去爭吵。但這口氣我嚥不下去，實在難受！我只能用理智拚命去壓制自己。我堵截憤怒情緒的大壩，不是鋼筋混凝土，而是用自己的血肉之軀！如此，不出現軀體化才怪呢。

諮商師：這一切都是因為有憂鬱情緒，你在壓制自己的情緒。因為你善解人意，總是一個人把苦、把窩囊氣承受下來，也不敢跟父母說，更不敢跟同學說，就這樣默默承受。孩子，你有這個能力嗎？你能堵住情緒嗎？你是在與客觀規律對抗啊！你因此得了憂鬱症，你病倒了，因為你一直不敢去釋放，卻總是拿你的身體、用自己的生命去堵、去撐。讓你的軀體受到影響，讓你的身體變糟糕。

第三部分

諮商師：你為什麼不敢去學校？因為你害怕，想到同學冷漠的眼神，想到被孤立和受欺凌的校園環境，讓你顫抖。趨吉避凶是人的本能。

第三篇　實戰與思考

　　冬泳的人如果隔了好久沒有下水，是不是很難適應？你已隔了兩週沒去學校，如果現在要去，也會有些不適應。這事不是靠你的決心和勇氣，而是要靠智慧。因為人的決心是嘴上的，勇氣也只是一時心裡衝動罷了，智慧是人的思維。

　　受了校園冷暴力的同學都有一種思維：我不想去，我想請假休息兩天，等休息好了以後我再去。再加上頭暈，要到醫院去檢查，要好好休息，這是最合理的理由。學校不得不同意，家長也同意了，你自己也認為可以。

　　但我想告訴你，你的根本問題並不是頭暈，而是校園冷暴力給你的打擊，你也討厭做作業，你不喜歡那個地方。如果時間隔得越久，你越會發現有一種陌生的感覺。比如每次放了寒暑假後到學校裡去，都有一種陌生的感覺。相隔久了，距離拉開了，自然就會產生恐懼。你不願去學校，就是因為有距離感。

　　孩子，你現在心裡很想讀書，對不對？

　　來訪者：我想讀書，很想讀書。

　　諮商師：但想讀，又怕去讀書，對吧？想去又怕去，怎麼辦呢？在家裡，又沒有人管你，你自由了，你放鬆了。人一定要有正確認知，要有正確思維，要靠智慧。要知道，有些事可以請假在家，養精蓄銳，比如摔傷了、感冒了，但如果是心理上的毛病，比如害怕、焦慮，千萬不要坐下來歇息，否則只會越來越嚴重。

　　也許你會說「我頭暈，人也很累，我只想待在房間內躺一下休息」。

　　要知道人的累有兩種累：一種是身體累。比如我今天打掃環境，我在學校裡跑步，我今天參加運動會，所以身體很累。還有一種是心累。被別

人打擊了，讓你心煩，讓你心累。但孩子一定要明白，當身體累了，只要坐下來休息，很快就能恢復元氣。但是心累了，大腦就會胡思亂想，尤其意識之間對話和較勁，導致心更累，比跑馬拉松還要累。只有站起來，動起來，才能有效切斷胡思亂想。要有這個思維，記住袁老師的話。當人心累的時候，千萬不能坐，感覺人要倒下，這時站起來到外面去走走或者跑跑，看看外面的陽光，看看郊外的景色。

一定要有智慧。越是難過的時候，你越不能躺在家裡，一定要到學校去，從哪裡跌倒就從哪裡爬起來。到宿舍去，多聽多做。將心比心，不管別人怎麼對自己，自己都要一顆心對別人好。千萬不要有這種思維：只要別人先對自己好，別人先對自己笑，自己才對別人好，對別人笑。錯了！一定要先對別人笑，對別人好，別人才會對自己笑，對自己好。

處理同學關係應該自己先付出，如果你感覺到同學背後說你壞話，說明你已經跟她們有距離感，缺乏自信和正能量。缺少正能量，就會心虛。心虛就不敢面對現實，就會逃避，就會躲在家裡。當你躲起來了，外面和現實中發生了什麼，你就不知道。你就會懷疑別人是不是背後說了你的壞話，是不是背後害了你，搞了你的惡作劇，以後就會疑神疑鬼，產生精神妄想。所以一定要補充正能量。

第四部分

諮商師：怎麼才能獲得正能量呢？上面我說了，千萬不能坐下來，因為你現在不是身體累，而是心累。如果實在不想讀書，或者讀不下去，你可以去做別的事情，讀職業學校也可以。當然，老師還是建議你去讀現在的高中，只有讀書才可以讓你今後有更好的前途。

如果去學校了，不要指望你的心情馬上就會愉悅。你今天去了肯定會

第三篇　實戰與思考

膽顫心驚，甚至想到要去讀書，你就會感到恐懼不安。這是正常的，請不要介意。

聽到書聲琅琅，在網路上看到同學們都在做作業，老師在講課，作為一個好學生的「我」竟然躺在家裡，自己都覺得委屈，自己都會頭暈腦脹，胸悶心慌。人雖然在家裡，其實心早已飛到了學校。從明天開始，你一定要到學校去，哪怕它是刀山火海，你都要去。就像我現在冬泳，明明知道那裡很冷，但憑著我的記憶和經驗，只要跳入水中，慢慢就會適應。

我今天跟你上了一堂課，你應該學到一些人生智慧，你也要到那個地方去，雖然它很「冷」，但一定要去面對。人都有個負面的思維，想等自己不害怕、不緊張、不焦慮、不心慌、不頭暈、不煩惱，等一切安排妥當後，再去面對現實，那樣你永遠都面對不了，永遠都會害怕、煩惱、頭暈……只有帶著恐懼深入生活裡面，才能適應生活，才能真正消除煩惱，才能治好自己的頭暈。

不要躺在床上，一定要站起來！不管害怕還是頭暈，或是四肢無力，一定到校園去！不管同學對我怎麼樣，我一定要對同學好，包容一切不友好。也許當時會難受，但過後我都要理解。儘管笑不出來，但我心裡一定要有溫暖，有燭光，要用自己一點點溫暖、一點點微弱的光，去換取更多的溫暖和陽光。

有了這種逆向思考後，一切會安好！你明天就去學校，準備迎接好奇的眼光，甚至冷漠的眼神。孩子你能做到嗎？你書畫那麼好，很有智慧，有智慧的人能聽懂老師的話。

第十九章　案例實戰

第四十節　又一例家庭治療

　　我曾幫一個問題家庭調解矛盾，打開心結，讓對方滿意。因為孩子出了一點問題，夫婦就開始吵鬧，互相責怪對方。女方淚水漣漣訴說男人的不是，稱自己被男人打壓，在家沒有一點地位。女人說自己自小就失去母親，把全部希望寄託在孩子身上。每次和丈夫吵架，孩子都會痛哭流淚，求爸媽不要吵架。看到孩子傷心無助地蜷縮在牆角下，媽媽痛苦極了。

　　女人回憶說，孩子從小就聰明乖巧，學業成績優秀，又善解人意，懂得照顧媽媽。國二的時候，有個同學調侃地說了一下她：你的胸這麼小啊，太另類了。孩子就關注起來，叫媽媽帶著去看醫生。雖然醫生百般解釋是正常的，但孩子就聽不進去，認為自己發育不正常。這事糾纏了很久才消停。

　　高二時，孩子突然出現「心理異常」，老盯著教室的吊扇，生怕它掉下來，胡思亂想，無法集中注意力聽課。孩子生怕自己不優秀，生怕父母會因此離婚，導致家庭支離破碎。孩子一心只想潛心學習，所以她努力去排除干擾，欲控制自己的注意力，但老天似乎總是與她作對，身心的「異常」總是形影不離，牢牢地纏著她，並且愈演愈烈，最後導致無法學習，成績也因此一落千丈。家長只能幫孩子休學一年，把孩子送到精神病院住院治療。

　　一年後，家長幫孩子轉到另一個高中續讀。還好，補習一年後，孩子考上了一所好大學，全家人都很高興。「在大學，孩子喜歡文藝，熱愛體育，成了班級和學生會的活躍人物。」媽媽不無自豪地誇著自己的孩子。然而，談到孩子的現在，父母低下頭，眼睛噙著淚水，憂傷地說：「期間

第三篇　實戰與思考

好了幾年，但當孩子面對生活，走向社會後，以前的老問題還是復現。如今孩子已經退避在家，關閉房門，不肯見外人，尤其不願意見熟悉的人。孩子每天盯著傷痛，對著天花板，時而自怨自艾，怨天尤人，時而搖頭嘆息，胡思亂想。」

孩子的境況牽動著全家人。父母心急如焚，焦慮萬分。那天我和另一半被邀請到了他們家「做客」。在一座視野開闊的中等社區高樓上，我和這對夫婦展開了對話，其中一段話讓對方心悅誠服，連連點頭稱是。

我在紙上寫了一個大大的「回」字。我望著男人說：「外面的大口就是你；我望著女人說：裡面的小口，就是你。它們各司其職，各負其責。女人在家相夫教子，男人在外拚殺疆場。男人累了，回家歇歇，第二天繼續出征。因為男人的使命不在家，而在外面。女人累了，就等男人回家，只想靠一靠男人的肩膀，撒撒嬌、訴訴苦。這就是家的意義。」

我盯著男人說：「別指望在家裡用武力征服女人，因為女人不屑也不懼。」

男人跟我說：「她老是對我嘮叨，總是說我這不對，那不行……」

女人說：「我怕他生病，怕他不注意身體，所以才一次次好心地提醒他……」

夫婦因此吵鬧了幾十年，鬧得雞飛狗跳。要想讓孩子心理健康起來，家庭和睦是關鍵。於是我又在紙上寫了一個碩大的「寬」字。詮釋筆畫「寶蓋頭」覆蓋下的「草原」，源於下方的「正見」。

不管妻子說什麼，男人都要通通接受，就像孩子「無理取鬧」一樣，大人都要接受。因為無理取鬧的背後肯定有其理由。正如「回」字裡的小口，女人被男人圈在裡面，相夫教子，洗衣做飯，勤儉持家，一輩子只為

第十九章　案例實戰

這個家。就憑這點，男人就要禮讓妻子。

我指著室內的牆面說：「你們在屋子裡，看著低矮的天花板和狹小的空間，還有四壁，是不是有壓抑感？而且你們發現牆上有許多斑駁和劃痕，是不是心情有些不爽？」

他們說：「是的，是的。」

「你們再看看窗外的遠方：行人、汽車、高架橋、重巒疊嶂、小橋流水、花草樹木、金色田野、白雲藍天，小鳥飛翔，地面忙碌的人和一座座拔地而起的建築，一覽無遺。瞧，有個小孩在奔跑，爺爺奶奶在後面追著⋯⋯欲窮千里目，更上一層樓，窗前開闊處，江山盡在掌中看。

「此時此刻，你們會怎麼想？注意力是不是被外面的秋色和景觀吸引？是不是賞心悅目，心一下就開闊了，眉毛舒展了，心曠神怡了？此情此景，哪裡會有心思去盯著別人的缺點看呢？

「女人為什麼會嘮叨？因為待在狹小的房子裡，觸目之下只有四壁和家人，其中的不足和缺陷一覽無遺，繼而怨聲載道。」

我叫女人站在陽臺邊朝下看，綠色的草坪，繁花似錦，車水馬龍，是不是覺得很美，富有動態的美？

女人點頭說是。

「其實你在地面看到的卻是另一番景象，甚至有點髒亂。在高樓和在地面看到的之所以不同，是由於距離緣故。距離產生美，近看才現醜。

「如何對待你的家人？怎樣看待老公和孩子？你需要睜一隻眼閉一隻眼，而不是同時睜開雙眼。那樣的話，你只會看到對方的不足，而看不到別人的優點。因為任何人都禁不起用放大鏡放大檢查。亦如再高畫質的圖畫，無限放大後，都會變成馬賽克。」

第三篇　實戰與思考

　　我再望著男人說:「你也一樣。回到家，看到的景象，肯定與外面的世界是不同的，但即使是豬窩狗窩，都是你的家。狗不嫌家貧，夫不嫌妻醜。

　　「男人在外遇到壓力，回家卸下『鎧甲』，身心很快就能調適。所以家是男人溫馨的港灣。昔日的美嬌娘，今日的黃臉婆，就是維護它正常運行的免費清潔工。男人可要珍惜啊！不要一遇到壓力，以女人嘮叨為由，就把火氣出在妻兒身上。即使女人嘮叨幾句，又何妨？

　　「男人放鬆的方法很多：電視、網路，讀書寫作，甚至吸菸、飲酒、和朋友喝茶。女人有什麼？一年四季在家，除了圍繞孩子和丈夫，就是永遠忙不完的家務。

　　「男人心煩，可以吸菸，有酒、有詩、有遠方。女人除了家務，就是尋找特價商品，最多與幾個女人搭個『戲臺』，回家還得侍奉孩子、男人和公婆。女人焦慮了，煩躁了，發些嘮叨，向男人訴訴苦，又何妨？」

　　男人被我說得低下頭，再也不吭聲。諮商快結束時，夫婦倆問我孩子怎麼辦。

　　「不要等你對我好，我才對你好。而應轉變思維：我只對你好，不管你如何對待我。相信皇天不負人，相信精誠所至，金石為開。

　　「有個農村老人，她餵養母雞的思維是：等母雞下蛋後，她才抓米給雞吃。不下蛋的母雞，就不給米。結果呢？母雞很少下蛋了。於是我建議她改變思維：不管生不生蛋，都應該先餵食物給雞吃。後來老人餵養的母雞下蛋就多了，也大了。

　　「我的意思是，母雞不下蛋，或者少下蛋，肯定有其原因。要解決問題，不去急著消滅結果——怪母雞不下蛋，怪老公和孩子不爭氣，而應

該去改變形成結果的原因。不管你老公和孩子怎麼樣,你儘管做好自己的事,盡到母親和妻子的責任,就可以了。」

接著我又提出欲擒故縱和游擊戰術,讓父母去叫醒孩子沉睡的心。這就是人們常說的,用生命影響生命,用靈魂喚醒靈魂。相信不遠的將來,在父母的感召下,孩子也會挺起來,重新回到正常的生活,並且會發現,孩子過去遭受的磨難,將成為他今後一生的財富。

夫婦倆默認了我的話。持續一天多的家庭諮商結束後,我在心裡祝福這個家庭從此走向心的光明,為社會帶來正向的能量。

第四十一節　孩子欲輕生,父母怎麼辦?

來訪者:袁老師好,我的孩子經醫院精神科診治,重度憂鬱,醫生開了抗憂鬱的藥來吃。

諮商師:去了專科醫院就好,但一定要注意「三結合」:藥物穩定情緒、心理輔導、社會關愛,三者缺一不可。

來訪者:好的,藥物是不是得吃很長時間呀?

諮商師:藥物要吃多長時間,要看效果如何。藥物的作用主要是穩定情緒,防止失控。當情緒穩定下來後,再尋求有效的心理輔導。因為只有當患者情緒穩定後,才願意聽別人的開導。與此同時,還要組織社會力量的支持,尤其親人的關心和理解。心理輔導的作用是打開心結,這是患者能否走出來的關鍵,但前提必須用藥穩定情緒,沒有藥物,肯定是不行

第三篇　實戰與思考

的。只有當心理輔導和社會支持到位，患者完全走出來了，心理和軀體症狀也得到緩解並且穩定，才可以在醫生的指導下慢慢地停藥。

在你女兒情緒穩定下來後，你可以向她介紹我的情況，講講我是如何從重度憂鬱症患者成長為一個心理諮商師，以求達到與之同理的目的。只有當她覺得跟我交流對她會有幫助，她才會欣然接受我的幫助。所以親人的支持非常重要，一定要掌握好。

來訪者：謝謝老師！那孩子在治療期間能不能去工作？

諮商師：如果情緒穩定，為何不能去工作？工作，其實也是接觸社會，學習社會知識，何樂而不為？只要沒有大的情緒波動，適度的工作是必要的。畢竟天天待在家裡也不是辦法，即使沒有病也會弄出病來。對一個自殺傾向強烈的人來說，穩定情緒最重要，所以還是先看藥物的效果。

來訪者：好的。因為是她的工作影響了她的情緒，她跟同事關係沒處理好，然後就越發不自信，後來就有輕生的念頭。所以我叫她暫時還是不要去工作，但她心裡還是有點想去，卻又擔心跟同事關係處理不好。

諮商師：這個需要心理輔導和社會支持同時跟進，所以你們一定要了解一點社會心理學方面的知識，懂得如何處理人際關係，你可以幫她去理解和分析人際關係，為其化解心中的怨恨，建立正確的觀念。

事實上，憂鬱症的人大都是看問題的角度產生了偏見，而患者自己渾然不知，又不敢發洩自己的憤怒。這才導致急火攻心，被壓抑的情緒發生倒流，衝擊了大腦，焚燒了軀體，導致各種身心異常反應，如精神恍惚、記憶減退、頭暈腦脹、四肢乏力、腹痛、腰痛、胃痛等等。當你掌握了一些心理學知識，了解了憂鬱症的前因後果，知道她所思所想，你才可以跟她對話，才能釜底抽薪，從根本上解決她的問題。

第十九章　案例實戰

　　問題孩子的背後，大都有個問題家庭。解鈴還須繫鈴人，父母才是孩子心理問題的最好醫生。憂鬱症一定會好，一定要對她有信心。

第四十二節　憂鬱症想休學怎麼辦？

　　來訪者：我國一上學期確診重度憂鬱症，但我大概小學就有了，因為我第一次自殘可以追溯到小學二年級或更久，在小學我就會用傷害自己發洩情緒，但當時沒想到過憂鬱症這件事。國一下學期，我身邊的人包括我的父母都不承認我有病，他們僅僅只是覺得我很搞笑，覺得我是裝的，拿祖上三代從沒有過憂鬱症來說事。

　　我現在住宿在學校，和室友都鬧翻了，因為上學期請假很久的原因，在班裡的朋友沒多少，人也沒認全，很討厭這個學校、這個班和這個班的老師。我感覺所有人都很噁心，父母親人都一樣，我在和別人聊天的時候，心裡都會覺得好噁心，很反胃，想吐。

　　我總會覺得自己很多疑，總會想這想那，但我總覺得直覺是對的，我很想請假休學，父母不同意。我們班上也有一個男生有憂鬱症，前兩天我和父親談話提到他，父親說，人家是心理有問題，你心理有問題嗎？這個時候，我都會自嘲。現在熱了起來，但我永遠要遮住手臂（刀痕），他卻從來不問，或者說是不想問。

　　這種情況我要怎麼辦？上個學期我因為這個事情和他吵了很久。如果我不想住宿，他就嘲笑我沒朋友。現在我也不反駁，每次都是笑笑而已，因為一旦我表現出不高興，他就要罵我。

155

第三篇　實戰與思考

明天要開學了,我一想到學校就覺得好噁心,我到底要怎麼辦?我父親停掉了我的藥和心理醫生,我現在心裡的話只能憋著,誰都不能說,我到底該怎麼辦?

諮商師:看你能打這麼多字,能細膩地表達自己真實的想法,說明你比同齡人智商和情商都要高。

對現在的一些孩子來說,家庭和學校是永遠的痛。父母逼著我們去讀書,我們不能做自己想做的事。本來國一的孩子應該是燦爛天真的,在這個年齡層,應該能說能笑,能盡情展示真實想法,可以去玩遊戲,可以撒嬌,可以搗蛋,可以打鬧,但這些最原始本能都被家長和學校剝奪了。我理解你心中的痛,我理解你現在的處境,當你看到別的同學都在拚命讀書,積極向上,變成了「一切唯分數而論的奴隸」,讓你感到噁心。

真實的自己呢?真實的想法呢?我不能總捂著、憋著,我不能成為家長利用的工具。父母老是用道德來綁架孩子,讓孩子感覺到非常累,而學校每天又要孩子完成作業,沒完沒了的學習任務,把孩子們變成了答題的機器。

上課的時候,我們還要規規矩矩、按部就班去聽老師講那些我們根本不喜歡的課。老師你為什麼不能講點孩子們喜歡的東西?為什麼不能讓孩子放飛自由?為什麼不能讓我的燦爛童年,讓我的澎湃青春得到舒展?

10 歲到 12 歲的年齡,是內心最躁動的時候,也是最容易叛逆的年齡。因為這個時候,孩子們開始認識世界,但不一定能與這個世界吻合。很多孩子還停留在夢幻般的童話世界裡,當理想與現實發生碰撞的時候,孩子不善於思考,而是直接產生叛逆,或者傷害自己的內心。

春天是一個躁動的季節,是萬物勃勃生發的季節。在春天,一顆跳動

的心、一腔浪漫熱情，突然間被一盆冷水澆灌，被殘酷現實無情地輾壓，原本生機勃勃的心，一下子被打回到冬眠，這就是憂鬱。

春天應該是蠢蠢欲動的時候，但現實環境不允許孩子任性，孩子只能一次一次壓抑內心，一次一次憋著自己，因此出現憂鬱一點都不奇怪。可家長說，為孩子提供這麼好的學習環境，為什麼還不珍惜？為什麼不好好讀書，反而要叛逆？

家長不理解孩子，總是拿自己的想法，拿自己的過去來衡量現在的孩子。一個人從小被寵在溫室裡成長的孩子，現在突然把他趕到風雨陽光中，讓其直接與現實環境接觸，大家想想其後果是什麼？孩子能適應嗎？

父母長期在現實環境中生活，當然無所謂。但孩子呢？沒有過渡期，一下子怎麼能適應呢？父母吃得香甜可口的食物，在孩子嘴裡不一定如此。因為孩子從小泡在蜜罐裡不知甜。以前我們一個月能吃一次肉就覺得幸福，現在孩子每頓有吃不完的肉，還是不幸福，因為吃膩了。這是誰的錯呢？不是孩子的錯。所以家長們一定要理解孩子此時此刻的心情。

所以我們都不能怪孩子，孩子沒有問題，有問題的肯定是家長或學校或社會。當然根據現在的情況，你應該要給家長、給老師有個轉變的時間。至於休學問題，如果你沒有軀體症狀，只是眼睛裡盡是噁心的人，我建議你還是堅持升學。因為出現這些心理或生理反應，是因為心裡有不良情緒。就好比一個人要是心情特別好，見到任何人都覺得可愛；反之，碰到誰，尤其那些興高采烈的人，都想上去甩他一耳光。所以你的情緒問題需要家長配合，你可以把我的文章轉發給你的爸媽看看。

第三篇　實戰與思考

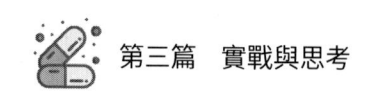

第四十三節　憂鬱的妻子

來訪者：我老公長期對我冷暴力，對我不理不睬，拒絕過夫妻生活。

諮商師：是不是你對婆婆不好？或者太強勢？夫妻生活太刻板、沒情調？太嘮叨？這些都會讓男人感到厭惡乃至影響性生活。

在夫妻生活中永遠不要讓男人猜到你下一步會做什麼，否則會對你失去新鮮感。夫妻生活中，不要讓男人猜出你正想什麼，要不斷變化你的策略，最後加上溫柔體貼或善解人意，這才是最有智慧、最討老公喜歡的女人。

來訪者：憑什麼要我溫柔體貼？憑什麼要對他媽好？他就是一個渣男，為了孩子，我可以委曲求全。

諮商師：如果你們都不想改變，這種名存實亡的婚姻還要繼續嗎？要知道，父母長期冷戰，對孩子的傷害最大。你找我，說明你想挽救這個家，想做出改變，但不是以牙還牙地強勢反擊或以眼淚坐等對方施捨。只有先改變自己的思想而不是性格，對方才會改變態度。如何改變思想？不是曲意討好，而是學習傳統文化，明白相夫教子，百善孝為先，才能擺正自己的位置。

來訪者：憑什麼要我做出改變？

諮商師：夫妻關係破冰很簡單，誰求誰改變。如果一方不想求助，說明他不想改變。如果你想改變，就不要把希望寄託在別人身上，不如內求，靠自己的能量去溫暖和感化對方。

家庭就像一艘在汪洋中飄搖的小船，稍有不慎就會翻倒。男主方向，女管動力，夫妻各司其職，各負其責，小船才能乘風破浪，到達希望的彼岸。

第十九章　案例實戰

第四十四節　公務員憂鬱問題諮商

來訪者：我是一名多年的憂鬱症患者，也是一名冬泳和籃球運動愛好者。

諮商師：把你的問題簡單說一下吧。

來訪者：我現在處於憂鬱發作期間，生活習慣一下被打亂了，情緒很不好，喜歡坐在一邊胡思亂想。就想以前的事情，想多了以後就食慾不振，開始失眠。也不是完全失眠，睡著容易，但總是半夜兩、三點就醒來，之後就睡不著了。

諮商師：你現在還在游泳和打球嗎？

來訪者：沒有。我從大年初一時候開始，就感覺到自己有憂鬱的問題。

諮商師：你去醫院做過檢查嗎？今年多大年紀啊？

來訪者：我今年 39 歲，沒有做過檢查，但我看網路上的介紹，對照自己，認為自己有憂鬱症。

諮商師：你感覺是憂鬱症還是憂鬱情緒？

來訪者：一開始是憂鬱情緒，後來越陷越深，變得反應遲鈍，自己更痛苦，就成了憂鬱症。

諮商師：你的教育程度怎樣，念什麼科系的？

來訪者：我是大學畢業，學土木工程設計的。

諮商師：平時工作壓力大不大？

來訪者：工作壓力也沒什麼大的，就是感覺沒有出頭時，工作沒什麼

159

第三篇　實戰與思考

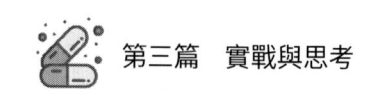

起色，活得很沒意思。

諮商師：憂鬱和憂鬱症是完全不同的概念。憂鬱只是有差的情緒，但是憂鬱症有心理衝突，就是腦子裡常常有兩個不同的聲音在爭吵。比如憂鬱情緒上來以後，你就想著把這種情緒趕走，結果大腦裡面會出現兩個不同的聲音在對話。

來訪者：對對，我感覺腦子裡有兩個自己，兩個聲音在日夜不停地爭鬥對抗。

諮商師：腦子裡出現什麼畫面？

來訪者：老是想自己很失敗，老是去跟「混得好」的同學或好的親友去比較。感覺腦子裡有兩個自己在對話，把自己折磨得很狠，活得好累，尤其晚上又睡不著，睜著眼看著天花板到天亮。

諮商師：你有幾個小孩？另一半做什麼的？另一半怎麼看你？

來訪者：我有兩個孩子，大的上國中，小的還在上幼稚園，太太是在社區工作，她平時很忙，尤其是疫情期間，非常忙。

我跟太太、朋友說自己有憂鬱症，但沒有人相信。他們都說我陽光開朗，怎麼會有憂鬱症呢？但我自己感覺有憂鬱，他們理解不了我的痛苦。

諮商師：你的這種陽光開朗是發自內心還是假裝的？

來訪者：發自內心。除了憂鬱的時候，我確實很陽光、很開朗。

諮商師：你的憂鬱一般多長時間發作一次？有沒有呈週期性變化？

來訪者：不規律地發作，一般兩、三年一次吧，有時候一年一次，甚至一年幾次。要麼在夏天發作，要麼在冬天發作。春秋兩季很少發作。從國中以來一直是這樣，高中和大學的時候都會發作，但我從未向家長傾訴

過。我不順心的時候，只要鑽到裡面去了，心境就會低落，並且會持續幾個月。

諮商師：你吃過藥嗎？

來訪者：沒有吃過藥，也沒有去過醫院檢查。

諮商師：你太太不理解你的憂鬱問題，你自己的感受呢？

來訪者：她認為我是裝的。我晚上睡不著，白天對什麼都不感興趣，包括打籃球和冬泳，也不願意做了。我現在也不想出去參加社交活動，不想見人，不想跟人交流，只想把自己封閉起來，但今天和您打電話是個例外，因為感覺到您能理解我。我看過您的不少文章，感覺就像我的知己。

諮商師：你打籃球也是為了轉移注意力吧？

來訪者：打籃球是我長期的興趣愛好。現在憂鬱的時候，什麼興趣都沒了。

諮商師：也不去上班嗎？

來訪者：上班還是要去的，但因為心境差，所以不想講話。

諮商師：每次憂鬱發作的時候，睡眠情況怎麼樣？

來訪者：睡眠是最痛苦的時候，剛上床能睡著，但很容易醒來，一根針掉下來都能聽到，大腦裡不停地胡思亂想，怎麼也睡不了。我在網路上查過，也在網路上找醫學專家諮詢過，說我的情況屬於憂鬱症或精神病，這點我也清楚。我不敢看醫生，怕傳出去不好。

諮商師：你的性格應該屬於內傾向的人，不願向別人傾訴。

來訪者：是的。其實，我想跟人聊天，也想告訴親友我有憂鬱，但他們就是不相信，後來我乾脆就不說了。後來就不願意見人，不想跟人交

第三篇　實戰與思考

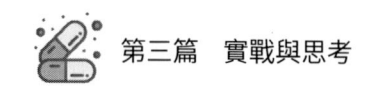

流,什麼事情都壓在心裡。

這樣撐過一段時間,最長的時候有三個月吧,後來突然又從憂鬱的泥潭中自己爬了出來,沒有一直往下掉。

諮商師:有輕生的傾向嗎?

來訪者:有,而且有時很強烈。但到了最後,真的想輕生的時候,又捨不得,下不了那個決心,覺得自己不能這樣。如果沒有結婚,沒有生小孩,我可能會輕生。想著張國榮那麼成功的人也因為憂鬱而自殺,自己又算什麼?特別能理解那些自殺的人。憂鬱實在是太難受了,到了生不如死的時候,真的想解脫自己。

諮商師:很無奈,是吧。你的問題並不是憂鬱本身,比如你跟同學比,跟那些比你「混得好」的人去比,或者稍微遇到壓力,老是想到一些不好的事,其實這些並不是導致你的問題的根本原因。你的問題是被一張無形的大網牢牢圈住,你左衝右突,任憑你百般掙扎都衝不出去。就像困獸之爭,你已經筋疲力盡了,難以支撐下去。

也就是說,並不是你想的那些事導致你憂鬱,而是你被這些煩瑣的事情牢牢纏住,揮之不去,斬不斷,理還亂,像魔影一般纏著你不放,無能為力,或者根本使不上力的感覺,讓你陷入其中不能自拔。

來訪者:您這句話形容得特別到位,兩個不同的自己在腦子裡一來一回地打個不停,誰也阻止不了。

諮商師:真正讓你憂鬱的,並不是原發性傷害(比如某某因為生意虧本導致憂鬱),而是錯誤管理了自己的壓力或情緒。

你不是被憂鬱打倒的,而是捲入其中,困「死」其中。你也想振作起來,想向人家做一個陽光帥氣的表率,但你的大腦裡面有兩個人在那打

第十九章 案例實戰

架，根本使不上勁，用不上力，而且這種戰爭沒有硝煙，卻比任何戰爭都要慘烈。我也曾經歷過這種生死較量，感同身受。

來訪者：我有一些頭暈和腸胃不適的軀體化，我知道這是失眠引起的。因為我太太是學醫的，我知道這不是什麼生理疾病，而是心理疾病。但我還是想問，可以透過藥物來治癒憂鬱症嗎？

諮商師：大多數患者搞不清自己的憂鬱是怎麼回事，當然包括很多正常人也僅僅是憑著憂鬱症的表現胡亂猜疑，說什麼慵懶，裝病，想不開。患者幾乎都認為憂鬱症是一種生理疾病，甚至很多專業人士也這樣認為。

我不知道醫學是怎麼定義生理疾病的，但按我的理解，疾病就是病理結構在改變，細胞受損傷，比如肺炎會導致人咳嗽、發熱；腸炎會引起消化不良；頸椎突出會引起頭昏……這些都屬於生理性疾病。

醫生說憂鬱症有軀體化反應，當然屬於疾病。小狗聽到鈴聲，不停地流口水，也是生理或軀體化反應。但我們知道小狗聽到鈴聲流口水，是因為建立了條件反射，這種軀體化是功能性的而不是器質性的。

如何才能幫小狗消除聽到鈴聲後流口水的生理反應？顯然治本療法是根據條件反射消退的原理下手，而不是做什麼手術或吃藥。

藥物沒有根本性治療的意義，只有暫時控制神經的作用。退燒藥不能消炎，卻可以降溫；安眠藥不能治失眠，卻能安眠。藥的作用可以控制情緒，活躍或抑制神經，但沒有治病的作用。所以你要明白藥物的意義。

來訪者：我的憂鬱症屬於精神病嗎？

諮商師：這是一個界限或稱呼而已。通常意義上，有精神問題的人沒有思維邏輯或者思維邏輯常常發生紊亂，但你有清晰的思維邏輯，你的病怎麼是精神問題呢？你只是心理問題。

第三篇　實戰與思考

　　既然是心的問題，心病一定要用心藥醫，這個心藥就是開心的藥。所謂開心，並不僅僅只是讓你開開心心，而是打開你的心扉，打開你的心結。

　　你現在大腦裡邊有兩種聲音鬥個不停，總是排除不了，就好比兩個人在你家裡爭吵，吵得你日夜不得安寧，讓你心境低落，糟糕透頂。

　　如果是別人吵架，我可以把門關上，安心睡我的覺，可吵架的兩個人是在你的大腦裡，這可不是一般的問題，換成誰都受不了，都會崩潰。你的心情不好，就是因為有兩個聲音在腦子裡不停地吵，老是想以前的事，明明知道不應該想，卻偏偏控制不住去胡思亂想。為什麼你會想不好的東西？因為不好的、讓你傷心的畫面最容易被自己關注。

　　導致憂鬱症的因素有兩個：第一個外部壓力。現實的打擊，比如做生意虧本，事業失敗了，愛情受挫，婚姻、家庭出問題了，人際關係障礙，身體糟糕了，晚上睡不著覺，慢性病等等，都會導致心情憂鬱，尤其盡了全力，卻於事無補，就會讓人更加憂鬱。比如努力經營的愛情，還是遭對方拋棄，這個打擊很容易導致精神崩潰。

　　失戀讓人心境低落，而憂鬱又不好跟人家傾訴，別人也不理解，你也說不出口，人都害怕自己的心思被人窺視，尤其害怕不好的一面被別人發現。選擇不說，硬是憋在心裡，又很難受。被長期壓在心裡的負情緒，漸漸地就變成了一種憂鬱情緒。

　　這種憂鬱，每個人或多或少都會有。想得開的人，很快就走出來了；想不開的人，會把自己陷在裡面，作繭自縛。比如你老是用自己的弱項跟人家的強項去比，就會覺得自己太差了，就會感覺自卑。人比人氣死人，說的就是這個意思。

第十九章　案例實戰

當你腦子裡冒出了憂鬱情緒，本來它是人皆有之的常態，但你卻不允許它的存在，非要幹掉它，結果幹不掉它，反而被它牢牢捉住，無法脫身。

人生、家庭、婚姻、事業方面的挫敗，地震、火災、親人離世等造成的打擊，都會導致人憂鬱一段時間，本來這都是可以理解的情緒，但你非要自己像無事一樣，不允許自己萎靡不振，結果反而導致更嚴重、更持久的憂鬱。

人都想把最好的一面留給別人，而把最難看的一面留給自己。

當自己努力了，但還覺得做得不夠，還沒有達到預期的效果，也就是說，當自己付出了極大辛勞，但理想與現實仍然相差甚遠，人就會產生挫敗感、自卑。

你仕途亨通，家庭和睦，孩子健康活潑，妻子賢淑，順風順水，人人羨慕。如果你跟別人說你有憂鬱，別人不會相信。然而，別人看到的只是你光鮮的外表，卻看不到你破碎的內心。你的內心傷痛在哪裡？就是因為第二個因素——情緒管理問題。

人的壓力從哪裡來？前面我已經分析了，生活中經常會遇到不如意的事，給人壓力或刺激。如果你的格局大，即使壓力再大也影響不到你；假如格局小，即使遇到很小的壓力也能嚴重影響你。格局大的人，再大的事在他心裡都是很小的事，因此你的問題不在這。那問題到底在哪裡呢？

你是有小小的一點情緒，長年累月地淤堵在那裡。像下雨，今年下一點，明年下一點，積在一起，變成了水庫。雖然你也會感受到現實的一點壓力所致的負面情緒，比如失眠，會讓你有些難受，但不至於把你打垮。打垮你的是錯誤地管理了情緒。因為壓力會產生情緒，就跟下暴雨會形成

165

第三篇　實戰與思考

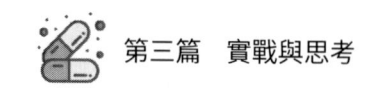

河流一樣。如果河流管理不當，被你堵截，就會越漲越高。

你有一點情緒波動，比如老想過去的事，讓你心潮澎湃。回憶往事，每個人都會。人腦有思考和記憶的功能，保存的記憶會動不動在眼前重播（即觸景生情），以做夢或回憶的方式呈現。過去的事和放電影一樣，一遍一遍不停地重播，弄得人特別累，就像心魔一樣無法叫停。

來訪者：對呀，我知道自己在跟心魔鬥。

諮商師：如果你懂得管理情緒，在大腦重播的時候，你做你的事，互不相干。但你總是認為自己有這種能力：工作上我都可以摧枯拉朽，一個小小的情緒或一個閃現的想法，又豈在話下？你想弄死它，但它卻像病毒，看不見摸不到。

來訪者：為什麼大腦會像放電影一樣一幕一幕地重播著過去的事，讓我這麼糾結？

諮商師：因為你對它心存芥蒂，耿耿於懷，一直想壓制它卻弄不死它，揪心的往事就像你的情人，形影不離，纏著你不放。其實你的心裡早已埋下了這個種子，它就是憂鬱症的種子。憂鬱的種子就像一把無形的魔劍正朝著你的心臟刺去，你因此被迫反擊，與之抗爭。

它是小人，你只有防它，怎麼能反擊呢？就如病毒，你看得到它嗎？你只能戴口罩，讓著它，自我隔離起來。當你又在重播過去的時候，不堪回首的往事一幕幕浮現在眼前，會讓人很痛苦。「不行！它怎麼老是出來，影響我的休息，影響我的生活。」

其實它就是想出來嚇嚇你，它雖然來勢洶洶，但只要你避其鋒芒，放它一馬，就像當年大禹治水，暫且放任自流，不久後它自然就會消停。

可是你不懂它的本意，不懂情緒的規律，你去堵它，想幹掉它，這可

第十九章 案例實戰

是螳臂當車，自取滅亡啊，所以你被它搞慘了。每次心魔出來逞凶的時候，每次你被它打得落花流水的時候，你更加懷恨在心，它什麼時候出來，出來時是怎樣的一個情景，你把它燒錄在你的記憶中。這意味著，你又強化它的記憶，讓憂鬱的種子發展壯大了。

你的大腦每次重播後，它對你造成的傷害，你都在不斷地總結，不斷地評價，不斷地回味，不斷地自責，常常自怨自艾，你恨那個小人，你詛咒那個小人，反而讓小人越加茁壯成長。

面對小人，你只有躲，不能罵它，越罵它，它越起勁。與小人鬥，等於赤手空拳擊打石頭，招招見血啊！所以你越鬥越疲憊，而它卻越鬥越勇。

所以我把憂鬱的種子稱為心魔。心魔的目的就是誘惑你，讓你跟它過招，讓你鮮血淋漓，慘不忍睹，它就是吸血的魔劍，是你用鮮血餵養它，使之不斷壯大，並且在你的大腦中孵化了很多小魔，它們會搞死你。

來訪者：比喻得真形象，確實是這樣的。但我想不通的是，它為何有時不發作，有時又發作？

諮商師：憂鬱症有週期性，和蛇一樣，漫長的冬天也會休息，到了春暖花開，氣候宜人，它就會出來，目的就是發展壯大自己，繁衍後代。你的憂鬱症之所以平時沒有發作，並不是你的憂鬱好了，因為你平時的注意力沒有放在這個上面。

什麼時候會出來？什麼時候讓你想起這個事？當你遇到不快樂的事，當你百無聊賴，當你身處特定的情景或遇到某些壓力的時候，它就出來了。比如晚上睡覺的時候，它突然蹦出來了。它出來以後，你還能休息嗎？

來訪者：晚上睡不著覺，心臟跳得好快，甚至一夜做惡夢，好煩。

167

第三篇　實戰與思考

　　諮商師：晚上失眠也是記憶問題，所以失眠了千萬不要去總結，不管睡多少，不要討論，因為它是小人，小人你惹不起，只能一次次讓它。

　　2003 年到 2008 年，是我的憂鬱症最活躍的時候。這麼多年，我沒有一個晚上睡過好覺，睜著眼睛，看著天花板和牆上的掛鐘。

　　如果沒有憂鬱，心中沒有極大的憤恨，我怎麼會研究心理學？晚上我對聲音極度敏感，連我自己的心跳聲都能聽到。為什麼會如此敏感？只因為心裡有它，天天念叨它，它是你的仇人，仇人相見分外眼紅。

　　我曾經可以在車水馬龍的大馬路辨別出「仇人」的汽車喇叭聲。那天我跟妻子正在路旁叫計程車，我說「仇人」的車來了！妻子說，見鬼，哪有啊？不久後「仇人」的汽車真的來了，從我們身邊經過。

　　一開始我也以為是碰巧，以為是幻聽，但後來只要「仇人」在離我數百公尺的地方出現，我準能聽到他說話的聲音，而且不久後我和妻子還能碰到他，真是冤家路窄啊！為什麼我這麼敏感？說明我心裡被壓抑的憤怒或憂鬱的種子非常強大，它就像一個功率強大的無線電收發機，能接收到很遠的地方與之關聯的訊息，而且功率越強大，接收的範圍越廣。

　　2008 年，我在出遊回程的火車上豁然大悟，發現所謂的「仇人」，其實是我的恩人。我發自內心放下了仇恨，對「仇人」極度敏感的「特異功能」也突然消失了，即使在路上與「仇人」擦肩而過，我也很少發覺，倒是妻子提醒我。

　　我為何要恨那個「仇人」？因為他是我的老闆，因為他老是罵我。站在我的角度，我不服氣。可是站在對方的角度，他罵我肯定有他的理由。他是我的老闆，我是他的員工，老闆罵員工天經地義，何錯之有？而我卻與他作對，吃虧的肯定是我。

第十九章　案例實戰

當我心裡壓下仇恨以後，我開始到網路上「飄遊」，發現了許多跟我相同命運的人，我們在一起聊天。從別人對相似問題的描述來看，我一下就發現有些不對勁的地方。每個人看別人的問題都似洞若觀火，看得很清楚，就是看不到自己的問題。這就是所謂的「當局者迷，旁觀者清」。

當年妻子不只一次說我與老闆之間的恩怨，問題不在對方，而在我自己。她說：「老闆罵你不是出於私心，而是站在全局的高度，出於公心，而你認為老闆對你不公平，為了捍衛自己的權益，你與老闆作對，僅僅站在你自己的立場去思考。」

當時妻子的話我絲毫聽不進去，還怪她手臂往外彎，長他人志氣，滅自己威風。

當人冷靜下來後，才會站在對方的角度換位思考。後來我發現我的老闆其實不是我的仇人，反而是我的恩人。但當年彼此造成的傷痛，永遠都在，沒法撫平。儘管如此，我對他已經沒有恨，因為我已經完全放下了。

好了，我們就聊到這裡了，希望今晚睡個好覺。

來訪者：聽完您的精彩講解，猶如醍醐灌頂，我現在心情很輕鬆，謝謝老師！

第四十五節　愛心牽手相遇幸福

12月5日是「國際志工日」，應一個公益協會的邀請，我和幾位愛心人士專程赴某市參加這次志工的盛大活動。我們參與活動的內容是憂鬱症

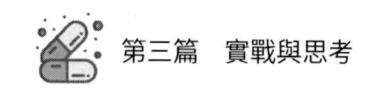

和家庭教育心理諮商。

　　我們幾個志工還沒坐下來，就來了一個三十五歲左右的女人，自稱有雙向憂鬱，不久前從精神病院出院。她來諮商，就是想打開心中的疙瘩。袁肖琳老師仔細詢問了她的情況，我一一做了紀錄。

　　從外地嫁到當地，公婆和丈夫都不相信她，總像防賊一樣防著她。那一年她生下了一個女孩，坐月子的時候，婆婆對她又凶又狠，丈夫天天在外不回家，沒有娘家的人來看她，心中的憤怒和痛苦不敢傾訴，不敢發洩，一直壓抑著。可憐的她一次次想自縊身亡，可她沒有這樣做，覺得自己太對不起自己，但又不想再待下去，否則會瘋掉。三十六計，走為上策。孩子滿月後，她離家出走。丈夫以為她逃回了娘家，可她沒有。她隱姓埋名，在外漂泊。錢財被騙，感情被騙，吸過毒，兩次進戒毒所。九年後，她突然「若有所思」，重新回到了夫家，回到了孩子的身邊。

　　「奶奶，這個女人是誰啊？」一個九歲的女孩目不轉睛地看著眼前這個陌生的女人。

　　「孩子，這是你失聯多年的媽啊！」沒有媽的孩子終於找到了自己的親媽，孩子緊緊地抱著媽媽。

　　看到失聯多年的兒媳回家了，婆婆沒有罵她，反而很高興。丈夫也為當年自己的行為深深自責，夫妻倆抱頭痛哭。然而女人卻常常莫名地感到煩躁和焦慮，白天飲食無味，夜裡難以入眠。丈夫帶著她去醫院檢查，一查是重度憂鬱症，這是當年坐月子和那些年顛沛流離落下的後遺症。

　　不久前，女人帶著藥物出院回家，說自己現在狀態還好，只是隱隱覺得內心有一道難以癒合的傷痕。曾經也有過相似經歷的袁肖琳老師，十分理解這位女子的內心感受和百般無奈，情不自禁地聊起了自己的故事。

第十九章　案例實戰

　　朱利老師說：「你應該是產後憂鬱。」我們都認同這個看法。

　　找到病因後，我們就順藤摸瓜，抽絲剝繭，把來訪者曾經的傷害和面臨的現實，尤其是婆媳關係一一做了整理和分析。特別是袁肖琳老師與來訪者的深度同理，讓女子的內心產生了共鳴。要想真正獲得康復，走向陽光，我們建議來訪者從今天開始，要對婆婆好起來，放棄過去的怨恨。朱利老師說：「只有你對別人好，別人才會對你好。不管婆婆對你好不好，你依然要對她好！」

　　這才是正確的態度。相信天道，相信功到自然成，相信精誠所至，金石為開。女子不斷點頭，帶著淚光，雙手合十地離開諮詢臺，並在廣場不遠處，用雙手架在頭頂做了一個「愛與感恩」的造型。

　　看到女子愉悅的肢體語言和內心的燦爛笑容，想到她今後的幸福生活，我們心裡也湧起了愛的旋律……

第三篇　實戰與思考

第二十章
危機介入

第一節　解救一名意欲自殺者

下午一點半，剛進入午睡不久，接到一通電話，說一名患有憂鬱症的男子要跳樓，正在某小學對面一棟高樓頂樓，叫我去現場提供心理援助。

十幾分鐘後，我匆匆趕到現場。這時，附近道路已經實行交通管制，警方出動了上百名警察和義警，消防隊、醫療隊、救援隊等都來到了現場。但從早上五點一直到下午，多方勸說無效。我一口氣爬到樓頂，看到特警大隊、派出所警察，以及救援隊的隊員都在樓頂。

局長跟我介紹了這名欲自殺男子的相關情況後，我對這名男子的心情表示理解。男子的哥哥前一天因酒精中毒突然去世，父母悲痛至極，家中有人說了一句：「該死的不死，不該死的卻死了。」男子本來就認為家裡人都不喜歡他，父母對他有很大成見，加上自己做生意虧了很多錢，妻子又屢屢數落他，覺得自己活得沒意思。

看著親朋好友都很傷悲，左鄰右舍也在議論紛紛，好像哥哥就是被他害死的。他感到從未有過的孤獨和淒涼，覺得自己活著就是多餘。於是昨晚他就從自己家裡的二樓跳下來，摔斷了腿，又連夜逃到外面，爬上這棟學校大樓的樓頂。

了解了男子的基本情況後，我就與坐在屋頂隔熱棚外沿上的男子說

第三篇　實戰與思考

話。一開始男子對我不理不睬，連看都不看一眼，隔空喊話一段時間，嗓子快不行了，局長安排人拿來喇叭。

這次自殺危機介入，完全採用本土文化心理學，以話家常的方式與自殺男子聊天。我把自己曾經身患憂鬱症多次自殺的經歷講給他聽，以及我是如何對待家庭矛盾和個人怨恨的。

大約二十五分鐘以後，我講到他剛剛去世的哥哥時說：你哥哥的猝死對你的打擊是不是很大？你們兄弟感情是不是很深？你哥哥走後留下兩個未成年的孩子，你會怎麼做？是不聞不問還是負起做叔叔的責任？

他馬上接話：「我會把哥哥的孩子視如己出，只要我有飯吃，絕不會讓姪兒姪女餓著。」顯然，他動情了，開始抬頭看著我。這時我趁熱打鐵地說：「你餓了吧？」我知道，他從昨晚到現在一直沒有進食，儘管救援隊員買來飲料和速食，但都被他拒絕了。人在這個時候都會很敏感，對旁人的好意都會警覺。為了打消他的顧慮，我端著便當，一邊吃，一邊跟他聊著。

在我的理解和同理下，他開始接受進食的建議。我說：你一邊吃飯，我一邊講我的故事。果然，他在上面一邊吃飯，一邊側起耳朵聽我在下面說，真的聽得入神。大約半個小時後，男子不無顧慮地說：警察局不會抓我吧？

我說：肯定不會。你沒有犯法，你只是跟家人賭氣，想以死解脫；你沒殺人，又沒傷害群眾，警察怎麼會抓你？

他指著下面的人群說：「下面這麼多警察圍著做什麼？」

我說：「他們都是來保護你的，而不是來傷害你的。你看這是我們警察局的兩位主管，他們都保證不會追究你任何責任。」

我們的話，他有些相信了。開始膽顫心驚地走近我們事先準備的木樓

梯。危機解除後，現場所有的人都報以熱烈的掌聲，紛紛稱讚這是一次成功的救援。

從樓頂下來後，男子緊緊拉著我的手不放，要我陪他回家，說是怕父母傷害他。我答應陪他一起回家，一邊安撫他，一邊安撫剛剛失去大兒子的父母。

回到局裡後，副局長再次打來電話說：「今天終於見證了心理學的魅力，你立了大功。」對於他的鼓勵，我憨憨而笑，表示感謝。

這次「自殺」場面，驚心動魄，圍觀群眾提心吊膽，現場指揮排程及時高效。考慮到該男子的憂鬱問題十分嚴重，我答應今後為他無償提供心理援助。臨別時，男子的全家老小對警察和社會救援組織的無私幫助表達深深的謝意。

第二節　意欲自殺的大學教師

那天下午，我接到一名大學教師傳來的訊息，他說自己不想活了。下面是他給我的留言：

袁老師，您在嗎？我渾身發冷哆嗦，很想很想永遠離開這個地球，我不想再回到這個地球，我感到地球很可怕……

這名老師因為工作遭受了重大的精神創傷，陷入了嚴重的自殺危機中。他有那麼高的學歷，我一下也不知如何安慰他。但我還是不加思索，立即用語音跟他通話。我跟他講了越王勾踐的故事，試圖扭轉他的偏執。

心裡有極大的仇恨和傷痛，不能做無謂的犧牲。留得青山在，不怕沒柴燒。先放下心理包袱，讓自己歇息一下，保護好自己，再從長計議。

先放過「別人」，其實就是放過自己。這個別人，不是指放過壞人，而是指放下讓你耿耿於懷的沉重心理包袱。

越王在吳國受盡了侮辱和折磨，但他仍然忍了下來。當時的情景，不忍又能怎樣？除非不想活了。對越王來說，活下來的唯一理由就是報仇雪恨。忍氣吞聲後，他沒有對自己發悶氣，更沒有活在後悔自責中，而是暗暗發誓，暫且放過仇人，先把命保住，再圖將來。這就是：君子報仇，十年不晚。

三年奴役後，吳王認為勾踐徹底臣服，沒有反心，就放了勾踐。勾踐回國後，怕自己安於享樂，忘記報仇，他沒有住進王宮，而是搬進了馬棚。每天與馬為伴，臥薪嘗膽，韜光養晦，發憤圖強，意在厚積薄發，東山再起。勵精圖治二十年，越王率領越國子弟兵一舉滅了吳國，終於報了國恨家仇。

如果勾踐像你一樣，一心只想著報仇，或許早就死在吳國的監獄裡了。凡成大事者，都是大智若愚，目光遠大，不拘小節，因為大智者都會謀定未來。

把仇恨先放下，把事業做大，讓仇人對你膽顫心驚，活在提心吊膽中，惶惶不可終日。到那時候，你的仇恨不用你去報，老天也會替你收拾他。

說完後，對方的情緒平緩了下來，表示會再考慮。

第三節　坐在高樓窗臺上的少年

15歲的憂鬱少年陳明（化名），因為嚴重恐懼、心慌等問題，住進了精神病院，姐姐陳潔（化名），撥通了我的諮商熱線。經過多方了解和幾次短暫交流後，陳潔決定請我為其弟弟做幾次心理諮商。經過一個月（每週一次）的心理輔導，陳明的病情有所好轉，並開始帶藥出院了，但不久之後，因為生活中的一件小事，陳明又開始感到心慌。他說這次出來後，比進去之前更加心慌，更加恐懼。他想再回到精神病院去，徹底治癒後回家。他認為那裡讓他感到很安全，加上裡面都是同病相憐的人，他感到倍加溫暖和放鬆。但家人叫他不要去醫院，孩子就以死相逼，結果出現坐在窗臺上的一幕。

以下是我與他的電話錄音轉成的文字。

諮商師：你好！你姐姐告訴了我你的電話。我今天說了你姐姐，你弟弟也不是小孩了，應該有獨立的行事能力。

對方靜默幾秒鐘。

諮商師：雖然我們的系統諮商已結束，但我還是想打個電話給你。這麼多年的心理諮商，我從來沒有主動打過電話給來訪者，你是第一個。因為你的情況有點特殊，你姐姐對你的關愛讓我很感動，她是一個好姐姐。

陳明：嗯。

諮商師：我聽說，前段時間，你姐特地請假回家陪你這麼久，對吧？

陳明：嗯。

諮商師：我還聽說，你在醫院裡認識了一個有共同語言的女孩。我覺

第三篇　實戰與思考

得這不是壞事，至少你找到了一個可以說說話的人。但你姐姐跟我說，為了見她，你鬧著要到醫院裡住院？我覺得沒有必要，為什麼呢？如果有名男士認識了一名醫院護士，為了天天與她見面，竟然裝病住進醫院，你說這是不是很荒唐？

陳明：我回醫院也不是為了她，我上次是裝著病好的樣子才辦理出院的，其實我的病沒好，我這次想住院，只是想徹底治好自己的病。

諮商師：我知道。我上次跟你講了，精神病院治病，是治你的症狀，而不是治你的病根。你的病根是想法和心理問題，病的症狀會讓你感覺心慌意亂，恐懼緊張，對現實感到怨恨、痛苦，甚至感到生無可戀。為此，醫生會讓你吃各種抗憂鬱、抗焦慮的藥，讓你心裡感覺不到痛苦，甚至還有快樂感，是吧？

雖然藥物不能解決你的根本問題，但你暫時又不能離開藥物，所以藥物是你當前必需的。你說上次出院後覺得心慌和恐懼，你現在還有沒有這種感覺？

陳明：有。

諮商師：要知道，醫生是幫你調理生理症狀，緩解你的心慌意亂和恐懼緊張，而不是幫你治療導致這些體化症的根本問題──想法認知問題。

我以前憂鬱的時候，也心慌得厲害，難受得要窒息。這種感覺持續了一段時間，實在難受，我就跑到醫院開了點藥。我知道這是解決病的症狀。

你的病根在哪裡？你自己必須搞清楚。藥物只能幫你緩解病的症狀。你可以把藥帶回家，當然也可以住到醫院裡去，這看你自己。我在你面前自稱是你的老師，因為我跟你有點緣分，對不對？幫你上了四次課，你姐姐經常跟我聊天，說的都是你的情況。所以你姐姐今天請我打這個電話給

你,就想看看,你能不能聽我的建議,你不要抱著在醫院裡根治這個病的想法。

真正的治療,要攻心為上。解決根本問題,才叫治療。你為什麼會心慌、難過?就是因為心裡有氣堵著。也就是說,你的心結還沒有打開。我上次跟你講過,如何處理與媽媽之間的問題,你把怨恨先保留著,等以後懂事了,好多事情慢慢也能理解。

任何人做事都有其理由。我叫你姐姐站在你的角度去理解你。你為什麼要見那個女孩?肯定有你的理由,所以我叫你姐姐讓你去,但你姐姐沒有按我的意思去做。站在你姐姐的角度去想,她這樣做,肯定有她的道理。但我覺得,你姐做得有點不妥,她應該尊重你的選擇。

當然,她是一個好姐姐,如果沒有她,我也不可能跟你打這個電話。你們姐弟情深,她對你所做的一切讓我非常感動。希望你能跟姐姐和解,原諒她。好吧?

陳明:我沒有怪過她,我沒有怪過任何人。

諮商師:我知道你沒怪過她,但你姐姐有點自責,她感覺到你因此不高興。我覺得,你還是跟你姐姐和家裡人商量好,你想出去工作或者當學徒,我都跟你姐姐說了,叫他們尊重你的選擇。

陳明:我不想活。

諮商師:為什麼?

陳明:我為什麼要活?

諮商師:我也曾無數次想過這個問題,我以前也跟你一樣,我為誰活?我為什麼要活?後來才明白了我為誰而活,我為那些愛我的人而活,既然來到這個世界,那我要懷著感恩的心。你現在不想活,是因為自己的

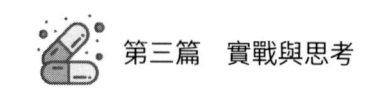

慾望得不到滿足，自己活在痛苦之中不可自拔，苦難的日子看不到盡頭，是不是這種情況？

陳明：是。

諮商師：你不是說心裡悶得慌？

陳明：我的病一直都沒有好過，在醫院好好的，離開了醫院就不行。

諮商師：我偶爾也會有這種情況。2019 年，我母親臥病在床，我心裡也一直悶得慌。這種情況得不到緩解的時候，確實很難過。後來我是怎麼緩解過來的？因為我知道，人的情緒發作都有波段，有谷底也有高潮。不管心多麼悶得慌，它也是間歇性的。如果不良情緒被你堵截，就會推波助瀾，火上澆油。

這種心慌意亂是人人都有的正常生理反應。因為你有精神創傷，遇到特定的或者熟悉的環境，尤其遇到家裡的人，雖然你說現在不恨他們，但是你只要聽到他們的聲音，感受到熟悉的情景，你的軀體就會瑟瑟發抖，心裡就會莫名其妙悶得慌。這就像火山爆發，其實，它在釋放負能量。當身上的負能量釋放完畢後，你的創傷陰影就會由活火山變成死火山。

我也曾有過心慌的感受，那時候我幾乎天天都活在恐懼之中。人心都是相通的，所以我能理解你這時的感受。

說實話，昨天晚上我心裡又悶得慌，也感到非常心煩。因為我一個非常喜歡的學生家長告訴我，孩子又說活得沒有意義。這句話的意思我懂，這個學生一年前剛剛從憂鬱症的死亡邊緣逃了出來。昨晚通宵我沒睡覺，因為我心裡悶得慌，好像天塌下來的感覺，我現在就和他們在一起。幸好是一場誤會，原來孩子只是因為工作壓力大，向媽媽傾訴一下而已，可敏感的媽媽卻誤以為孩子的憂鬱症又復發了。

第二十章　危機介入

根據我的親身體會，患上憂鬱症就像掉進一個黑咕隆咚的山洞中，如果有一天你走了出來，就沒事了，就徹底好了。因為人不可能再犯同樣的錯誤，不會再掉進那個山洞裡。當然後遺症——軀體化，還需要一段時間的淡化康復期。任何疾病的康復都是一樣的。

所以今天我主動跟你打電話，想幫你解決當前的心理困擾問題。因為我有這種感覺，所以我又把這種再熟悉不過的感覺告訴你，本來它就是一時的難受，就跟河流一樣，它要流，讓它流過去，然後它就沒了，但如果你想堵住它，就等於火上澆油，推波助瀾。你把這種心慌意亂的情緒堵在這裡，不讓它釋放，它會更加咆哮，更加澎湃。吃藥或者住院治療，只是讓你暫時感覺還好，但你的病根還在，對吧？你在溫暖的暖氣房裡待了很久後再出來，是不是覺得外面更冷，更難受？當你從精神病院出來後，是不是感覺自己的病更加嚴重了？

陳明：嗯。

諮商師：其實，住進精神病院和住在溫室裡是一樣的。那怎麼辦呢？當你感覺心慌的時候，可以適當做一下呼吸操，或者跑跑步，也可以聽音樂、玩遊戲。不過，一定要聽那種跟自己的心情同頻或同樣傷感的音樂，讓憂傷的眼淚流出來。你心裡有很多委屈，有太多的恐懼和悲傷，必須透過一些熟悉的與你能發生共鳴的東西，才能把內心的憂傷引出來，就像火山噴發一樣，是不是？

大哀莫如心死。你不想活在世上，感到生無可戀，是因為你看不到任何希望。就像一隻被困在屋裡的麻雀，拚命地飛向光明的通道——窗口，結果被玻璃撞得頭破血流。一次次努力，一次次慘敗，這無疑會讓人感到憂傷，甚至絕望。一次次看著病魔發作，一次次忍受痛苦折磨，心

第三篇　實戰與思考

都被揉碎了，是吧？一次次心慌，一次次害怕，感覺活在黑暗無邊的世界裡。

其實，這說明你的精神創傷或創傷記憶被環境因素激發或喚醒，讓你的負能量得到了釋放。它是條件反射的結果，你應該允許它的存在，千萬不能去堵它，唯有如此，它自己慢慢就沒了。如果老是不允許它，老是把它藏起來，捂住它，或者想方設法逃避它，這樣做對你的病非常不利。

1988年，經歷了無休止的心慌，我毅然去找到我的恩師──張景暉老師，透過21天（實際用了16天）的心理輔導，堵在我心頭的一塊巨石終於落地了。那是一種什麼感覺？我終於吐了一口惡氣。當然，在以後的生活中，我的心慌和恐懼等症狀還在頻繁發作，就像影子一樣跟著我。有2至3年，慢慢地它就呈波浪形減緩，直到消失。所以這個病，並不能馬上就好，而是有個漸進的過程。

這就是古人說的：病來如山倒，病去如抽絲。

你年紀尚小，可能聽不懂老師的話。你想讓自己的病馬上「好」，就想辦法躲到醫院裡，抗鬱的藥可以讓你感覺立竿見影，但它只是控制你的病情，穩住你的情緒。這意味著，你只要離開醫院（因為你不可能永遠躲在裡面）就不行了。溫室裡的花朵永遠放在溫室裡培育，人永遠躲在暖氣房裡生活，你說說看，會怎麼樣？以後你能回到現實中來嗎？到現實中來你就感覺到很冷，很難適應，是不是？

所以，孩子，你要慢慢地跟現實接軌（比如帶著藥物出院，回到現實中來），要允許自己有一點不愉快的感覺，要包容自己有一點異常生理反應，比如心慌、恐懼，就跟鳳凰涅槃一樣。鳳凰涅槃是什麼？就是讓自己經歷痛苦，慢慢地你會發現自己就會變得強大，能適應現實了。

第二十章　危機介入

我現在過冬只穿兩件衣服，每天都去冬泳。這不是一下子就能夠練出來的，我從夏天訓練到秋天，再到冬天，一步一個臺階，一步一個腳印走出來，是不是？不要動不動就把生命看輕，因為你還有很多東西沒有看到，很多人生哲理你不知道。你姐姐為什麼要幫你請心理老師？就是想幫你認識生活，認識自己，是不是？

這麼多年來，我幫助過很多有各種心理或精神問題的人，讓他們從黑暗中走了出來。為什麼你不懂我的講解和我的語言？因為你年紀太小，因為你想有立竿見影的效果，因為你想不經歷痛苦就能徹底康復到跟正常人一樣。你認為有這個可能嗎？

住到精神病院裡去，是不難過，就像躲在溫室裡或暖氣房裡，你是感覺不冷，但這能解決根本問題嗎？溫室裡能增強你的抗寒能力嗎？暖氣房裡能提高你的免疫力嗎？不解決根本問題，你回到現實還是害怕，還是痛苦。雖然你在醫院裡待著暫時覺得很舒服，但你出來後，是不是還和從前一樣？所以我希望你能聽懂我的話。

陳明：我發現我不懼高了，以前我懼高。

諮商師：不懼高是吧？但你是不是還害怕別人拿木棍？是不是害怕面對現實生活？

陳明：對，怕棍子！

諮商師：你為什麼害怕木棍？因為你曾經建立了「木棍——挨打」的條件反射和創傷記憶或創傷陰影。怕是來自你的潛意識、你的本能。你為什麼現在不懼高？因為你現在視死如歸，你現在把生命看輕了，你覺得自己跳下去跟不跳下去一樣，生命就是一刹那間，是不是？

陳明：是。

第三篇　實戰與思考

　　諮商師：我以前在極度心慌和絕望的時候，也不懼高。當我坐在校園裡的一口深井邊，看著深不見底的井水，心裡一點都不怕。

　　昨晚，這種熟悉的心慌感覺又來了，我突然也覺得人活在世上沒什麼意思。當心愛的人離你而去，也會出現這種情況。當自己辛辛苦苦付出後，結果還是一敗塗地，人都會不同程度地感到悲哀，甚至絕望。

　　為什麼連死都不怕的人，卻害怕別人拿著棍子？因為你小時候有這種陰影，是它在作怪。你現在的問題就是一直擺脫不了創傷陰影的糾纏和折磨，所以導致你對生命漠視，導致你對人生感到絕望。你要跟老師多溝通，把心裡的話、心裡的苦跟老師說一下，傾訴下，可以吧？我可以幫你解開心結。一定要答應我，不管遇到什麼事都要三思，不要只是死腦筋。不要像老師以前一樣，那時候沒有高樓，我每次迷茫和絕望的時候，都是從井口「溜」下去。那時候沒有人幫我，也沒有心理老師，更沒人知道我有嚴重的心理問題。

　　你知道我痛苦了多少年嗎？從 12 歲開始受口吃和強迫的折磨，憂鬱了很多年，一直到 24 歲遇到了張景暉老師後才獲得解脫。後來我因為家庭原因憂鬱，再後來工作原因導致憂鬱，更因為憂鬱而憂鬱。直到 45 歲那年（2008 年），領悟了憂鬱和人生的一些真諦後，我才恍然大悟，並創立了秋水理論。

　　你當然可以說：你有權利選擇死。我知道你現在活下去的唯一想法，就是捨不得關心你的人，尤其是你姐姐，深愛你的姐姐，是不是？

　　陳明：嗯。

　　諮商師：你知道我為什麼要幫助你？因為我也捨不得你，我不忍心看到那麼疼愛你的姐姐傷心流淚。我們以前素不相識，是網路把我們連在一

第二十章 危機介入

起,對不對?我為什麼要這樣做?因為我覺得我有話要跟你說,因為我也多次有跟你一樣的想法。

其實人就是一下子想不通。我父親在我一歲的時候就去世了,寡婦門前是非多,我母親帶著五個嗷嗷待哺的孩子生活,人世間什麼苦她沒吃過?但我母親為什麼活了過來?因為她活在希望之中。當一個人在苦水裡泡大,能看到希望,她就會撐下去,堅強地走下去。

你現在生無可戀,因為你的問題遲遲得不到解決,看不到希望,並不是你怕痛,對不對?你的病症是什麼?你的病根就好比樹根,病的症狀,就跟樹上掛著的果子、樹葉、樹枝和樹幹一樣。

你到醫院裡去,醫生就幫你把樹上的果子或樹葉摘下來,但是樹根埋在地下,歸然不動。樹根在那裡會怎麼樣?來年,它是不是還會讓樹結出果子?

陳明:嗯。

諮商師:這說明你沒有解決病根,所以出院以後,你發現自己的問題比以前更嚴重了。如果不相信,試試看,住一年,即使住十年,你都這樣。就跟刮鬍子一樣,你把鬍子刮得越乾淨,刮得越勤,你的鬍子長得越快、越粗。因為鬍子的根在皮膚裡面,你沒有動它。明白這個道理吧?

你現在怎麼辦?把病根挖掉,就是把心結打開,明白你的病是怎樣來的,明白它的來龍去脈。當你知道這個病大概需要兩到三年才能徹底康復,你就不會這麼焦急,這麼慌亂。

當然,前提是必須先打開心結,然後像火山噴發一樣,頻頻向外噴發負能量(症狀發作 —— 心慌、恐懼、緊張)。當你心裡的負能量慢慢釋放完了,你心裡的活火山就會變成死火山。到那時候,病樹上的果子就真沒

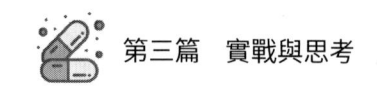

了，因為病樹根全部被除掉了。明白吧？

你一定要看到自己的希望，看到自己的出頭日。當年就是因為我的老師讓我看到了希望，我才從心靈痛苦中走了出來。一個人如果看不到美好的未來，自然就會絕望了。

你很聰明。聽你講話的聲音，我就覺得你很成熟，很懂事，所以你要多跟老師溝通。我希望你能走出去，我會幫你。你想想，寒冬來了，春天還會遠嗎？就像現在的疫情，雖然大家少了近距離的互動，但一定要相信，我們會等到不戴口罩彼此擁抱的那一天。相信春天一定會來到，你的病一定會好！

我母親當年為什麼要堅持？為什麼沒有改嫁？因為她在守望，望什麼？當然是望子成龍。她為什麼沒絕望自殺？因為她看到了希望。

想死還不容易嗎？死是逃避，死了，就一了百了，不痛苦了。你現在為什麼活得這麼痛苦？就是吃不了苦中苦。要知道苦就是甜，現在吃的苦，將來就成了甜。

如果一個人在溫室裡長大，在蜜罐裡泡大，就會身在福中不知福。你現在雖然是在苦中煎熬，但你要相信，苦久了以後，甜就來了，晚來的幸福更加甜蜜。我之所以會幫助那些素不相識的人，因為我覺得現在生活甜如蜜。

大道理你都知道，我就不說了。我曾經跟你講過「火把思維」，在黑暗的山洞迷路了，大家都喜歡舉著火把，照亮前方，避免受傷。人都是趨吉避凶的，但我建議你盡量不要用火把。用了火把，雖然可以讓你現在不會碰到頭，但你可能永遠迷失在山洞裡。因為迷路了，裡面很多是死路，只有一個洞口。你點著火把，還能看到洞口照進來的微弱光嗎？

陳明：不能。

諮商師：沒有火把的人，你說一下，他會活嗎？

陳明：會。有火把的人只盯著火把看，沒有火把的人反而能看到遠方。

諮商師：對，舉火把的人看不到洞口射進來的微弱光，沒有火把的人，他的眼睛慢慢適應黑暗，能捕捉到很遠的洞口照進來的光，那是生命之光。這就是秋水理論的「火把思維」。你說麻雀進到屋子裡，牠往哪裡飛？

陳明：當然是窗戶上。

諮商師：窗戶是什麼做的？

陳明：玻璃。

諮商師：如果撞過去牠會怎麼樣？

陳明：出不去，還會頭破血流。

諮商師：對，是死路一條。但小鳥以為那個地方就是希望之光，還會死撞南牆不回頭，是吧？

陳明：是。

諮商師：那個地方是假的還是真的？

陳明：假的。

諮商師：對，那個玻璃窗其實就是希望的陷阱。要跟老鼠學習：從哪裡進來的，就從哪裡出去。這就是秋水理論的「老鼠思維」或「蝙蝠思維」。你現在該怎麼辦？解鈴還須繫鈴人，是吧？

如何解開你對父母的恨？你的痛苦和恐懼從哪裡來的，我們就原路返回去，就這麼簡單！你要相信老師有這個能力，我能幫你走出來。

第三篇　實戰與思考

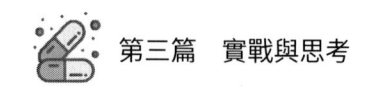

陳明：我現在不恨他們。

諮商師：雖然你現在已經不恨他們，但你有曾經留下的創傷記憶，它現在成了你的問題病根。我們要淡化創傷記憶，明白嗎？只要你把過去的創傷記憶（病樹根）淡化後，你就不會產生症狀（果子），知道吧？這就是從根下手。你說連根拔起好，還是刮鬍子好？

陳明：連根拔。

諮商師：對。這只是時間問題，孩子。你現在對未來有沒有信心？

陳明：嗯。

諮商師：那你現在可以下來嗎？重新思考一下未來，可以嗎？

陳明：好。

孩子接受了我的勸告，從窗臺上下來了。

第四節　高三學生自殺危機介入

諮商師斐老師發訊息跟我說，她正面臨著一個棘手難題：一名高二男生走進諮商室，交給她一本血淋淋的筆記本，說自己心理已經崩潰，想結束生命。

這名男生，叫他小汪吧。斐老師顫巍巍地翻開幾頁，雙手抖個不停，呼吸幾乎暫停。這是一本傷心血淚帳。

小汪的爺爺是一名老兵，性格暴躁，經常對妻兒家暴。小汪的童年也是在父親的棍棒下度過的，母親為了保護他，也經常挨父親的暴打。

第二十章　危機介入

為什麼父親會家暴？因為父親曾經也被家暴過。人的攻擊性在某種程度上源於曾經的受挫。除了棍棒，父親的語言非常刻薄，邊打邊罵，說他是沒用的東西、窩囊廢、飯桶、垃圾、廢物⋯⋯小汪多次想離家出走，但想到母親，自己又走了回來。

小汪的父親是一名木匠，他是家中的獨生子，身高176公分，是女生熱捧的小鮮肉。可有誰知道，男孩的內心早已千瘡百孔，傷痕累累了。為了不讓父親看不起，為了讓母親開心一點，為了不成為父親說的那種人──垃圾、廢物，他開始發憤圖強，但命運似乎總是與他唱反調：越努力，成績越下滑。成績越下滑，他心裡越恐慌，彷彿聽到了父親的嘲笑，看到了父親鄙視的表情。他一次次爬起來，重整旗鼓，然而結局依舊。

當他的成績滑到底的時候，他絕望了，他真的成了父親眼中的廢物。只要他坐到教室，腦子裡就會浮現父親凶狠怒目的表情和母親可憐的樣子，這些畫面像走馬燈一樣在腦海晃動，讓他想抓起一把凳子朝父親的頭上砸去，可心裡立即就會蹦出另一個聲音：他是生我養我的父親，我不能大逆不道！

小汪說他只要看到刀，就會立即想把父親殺死，並且想像殺死父親的畫面，就像完成一幅作品一樣，讓他酣暢淋漓，自我陶醉。但不久後，他就會自責，想起母親失去父親和兒子的情景，讓他陷入極度的恐懼和不安⋯⋯每天都是這樣地縱情幻想，接著就會自責和內抗。

他覺得活在世上毫無意義，毫無自尊，他放棄了自己，開始墮落。為了麻痺自己，他開始吸菸、喝酒，沉醉於科幻小說，主動接受異性朋友的眼神和求愛信。交過幾個女友，但不久後都分手了，身邊也沒有一個男同

第三篇　實戰與思考

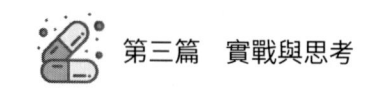

學跟他來往，每天像行屍走肉般活著。

　　成績不好，浪費了父母辛苦賺來的錢，女友也拋棄了他，同學也遠離他，覺得自己沒有任何優點，只有一身的缺點。

　　自己何嘗不想朝著父母期待的方向走？可是命運不公，努力全部白費。小汪喃喃自語：「我是屎，我是乞丐，我是垃圾，你們不要靠近我……」他想到重新清空，想到另一個世界，那裡或許能找到自己的歸屬感和存在感。

　　他一次次問自己，怎麼不被車撞死？怎麼不病死？他不是不想活，而是認為自己無路可走，活著的分分秒秒都在痛苦中煎熬，生無可戀，一心求死。

　　斐老師問我如何介入？剛剛我替這孩子上了一堂心理課，一共60分鐘，孩子臉上露出了燦爛的笑容，自稱心結已開，理解了父親，理解了自己。

　　我用秋水理論對小汪同學激越的情緒進行了心理輔導，再採用其中「攻心36策」對他冰凍的心結進行了化解。

第五節　跟兒子交代後事的爸爸

　　一名學生李波（化名）向我傳來求助信，說他爸爸得了憂鬱症，情況糟糕，擔心他會自殺。

　　我問什麼原因得了憂鬱症，他說前段時間洪水氾濫，加上現在的疫情和生意上不順心，覺得活著沒意思，不與外人接觸，什麼事也不管，天天

第二十章　危機介入

睡覺。他說這次休假回到家裡，想陪陪爸爸，順便也用秋水理論開導一下爸爸，但效果不大。而且他感覺到爸爸好像在跟他交代後事，媽媽又在旁邊哭，他意識問題很嚴重，這才想到了我。他說他爸爸今年51歲，幫人加工外貿產品。

上午九點，我和李波的父親通了電話，我先採取一問一答的諮商方式。從他的回答，我基本知道了李爸爸憂鬱的原因。於是後面我採用了大約半個小時的心理輔導，幫他打開了心結，穩定了情緒。

其實李爸爸的問題很簡單。憑著我的人生知識和諮商經驗，抓住他的問題要點進行分析，並採用接地氣的傳統文化進行心理輔導。我著重從「得失有道」鋪開，把我自己遇到過的相似案例講給他聽，讓他明白了俗話說的「破財消災」、「吃虧是福」的道理。

因為幫人加工外貿產品的品質出現了問題，一下讓他損失了幾十萬元。本來想賺點錢幫孩子買房，誰知道最後卻虧了大本。這一打擊非同小可，他開始有點撐不住了。妻子怪他，親戚朋友也說他糊塗。他自己也覺得很憋氣，犯了一個不該犯、不可饒恕的錯誤，總在後悔、自責和糾結。覺得自己對不起家人，尤其對不起剛剛成家等錢買房子的兒子。加上洪水和疫情，李爸爸心情一直處於低迷狀態，覺得未來沒有希望，活著沒有意義，當然也沒有任何慾望、熱情和動力，人一下就頹廢了。

妻子陪他到精神專科醫院檢查，填寫了幾張心理測量表，醫生告訴他有重度憂鬱，並建議住院治療，但李爸爸只是拿了幾個月的抗憂鬱藥物帶回家吃。吃了一個月的藥，人還是沒有精神，沒有慾望，每天嗜睡。

在電話詢問中，我得知李爸爸沒有心理衝突，只有憂鬱情緒。人一直沉浸在過去，總在後悔自責中，說自己活著沒有希望，又難以接受現在

第三篇　實戰與思考

的狀況，所以人就憂鬱了。根據他的實際情況，我對因下「藥」，攻心為上。大約 35 分鐘後，李爸爸樂不可支，連聲稱我的一番開導讓他什麼都明白了（有電話錄音為據）。

以下是我與學生之間的聊天紀錄——

李波：袁老師中午好，我是您之前的一名學生。現在我爸患有憂鬱症，想尋求老師的幫助。

諮商師：確定有憂鬱症？

李波：去醫院開了藥在吃了，確定是憂鬱症。

諮商師：有什麼症狀或反應？

李波：自我懷疑，自我否定，覺得生活沒意義，自己沒價值，覺得一天很漫長。

諮商師：哦，知道。起因呢？

李波：一來做生意不順心，壓力大；二來洪災、疫情，在家壓力沒及時宣洩出來。剛開始他說不想跟朋友出去，覺得自己很失敗，我都沒當一回事，後來嚴重了才去醫院。我爸這種情況您看能否幫他心理輔導一下？因為我們對憂鬱症真的是一竅不通，就跟當時我對待口吃一樣，後來聽了您的課才走了出來。我也知道抗憂鬱的藥物只能暫時活躍情緒，但不能治本。其實我也嘗試著一直跟我爸說，但是感覺我這能力還不夠，說不到重點上。我爸現在徹底不跟人接觸了，全面否定了自己，所以我也不知道怎麼去開導他。我星期天抽空回來的時候就會去陪他，但是感覺效果不明顯，所以還是想請老師幫我爸親自做一下心理輔導。

諮商師：好的，被你的一片孝心感動。老師盡力幫助你父親走出憂鬱。明天上午叫你父親打電話給我就可以。

第二十章　危機介入

李波：好的，老師。您幫我從口吃的痛苦中解脫了出來，現在又在拯救我的父親，您的恩情學生謹記在心，也替我父親向您表示感謝。

遠端心理介入錄音轉文字——

諮商師：喂，你好。

李波父親：你好，是袁老師吧？

諮商師：你是李爸爸吧？

李波父親：對，我是。

諮商師：李波是你的兒子，他是我的學生。你把自己的情況說一下吧。

李波父親：我這一段時間什麼都不想做，看到什麼都很煩躁。

諮商師：你遇到了什麼事嗎？

李波父親：我沒有遇到什麼事。

諮商師：比如生意、家庭、人際關係上面的問題。

李波父親：哦，有的，就是做生意有點不順。

諮商師：是不是別人欠你的債不還呀？

李波父親：不是欠債的問題，就是做了點小生意，品質沒有顧好，後來一直想著品質的問題。

諮商師：這個問題還沒解決是吧？

李波父親：對。

諮商師：這事有多久了？

李波父親：有一、兩個月了。

諮商師：大概損失多少錢？

第三篇　實戰與思考

李波父親：總共有一、兩百萬元吧。

諮商師：對你家來說，這個損失屬於一般還是很大？

李波父親：反正是不小的數字吧。

諮商師：你家的生活水準在當地算一般還是中上？

李波父親：中等。

諮商師：你有幾個孩子？

李波父親：只有一雙兒女。

諮商師：你們夫妻多大年紀了？

李波父親：我 51 歲，孩子媽比我小一歲。

諮商師：你們感覺到壓力很大，是吧？

李波父親：對。

諮商師：為什麼覺得活得沒意思呢？

李波父親：反正就是看到什麼都煩，什麼都不想做，每天就是吃吃飯，睡睡覺，覺得白天特別無聊，什麼都不願意做。

諮商師：生意上的這個事還沒有解決是吧？

李波父親：還沒有交貨給人家。

諮商師：對方是本地還是外地的？

李波父親：外地的。

諮商師：人家不接受你的貨？

李波父親：他們現在也沒有提出品質問題，但是我自己感覺到這批貨做得有點粗糙，因為是出口的。

第二十章　危機介入

諮商師：你有自己的加工廠？手下有多少人呀？

李波父親：我沒有工廠，我也是委託別人加工的，我只是自己註冊了一家公司，就幾個人。

諮商師：這一、兩百萬如果讓你自己賠，你能賠得起嗎？

李波父親：可以賠得起。

諮商師：你兒子結婚了嗎？

李波父親：已經結婚了。

諮商師：李波是我很看重的一個學生，長得帥，也很懂事，他對你很關心，是吧？

李波父親：對。

諮商師：李波都能從口吃的心理糾纏中解脫出來，不簡單啊，要知道口吃的問題比憂鬱症的問題還要複雜。我本人也曾患有嚴重口吃，口吃的心理問題會導致憂鬱。以前我也不願與人交流，總是悲觀厭世。我不想打擾別人，也不願意讓別人來打擾我。所以我想躲到世外桃源，總是逃避現實。其實，人受了傷，都想躲起來，尤其看到別人比我過得好，心如刀絞，這是人之常情。連一句簡單的話都說不好，就連喊「老師好」、「大家好」這麼簡單的日常用語，我都喊不出來，怎能不讓人崩潰？口吃並不是結巴那麼簡單，生活中那些說話結巴的人，往往不是口吃患者，因為他們不痛苦，他們沒有逃避現實。

真正的口吃患者是在心裡就開始結巴，嘴巴張不開的那種。你活了這麼大年紀，應該見過很多結巴吧，你說他們會痛苦嗎？沒有吧？

李波父親：對，確實是這樣的。

第三篇　實戰與思考

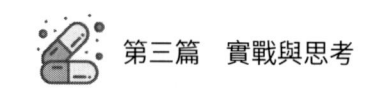

諮商師：你兒子看起來口吃很輕是吧？

李波父親：對。

諮商師：看起來他沒事，但你知道他的內心有多痛苦嗎？他曾經多次想自殺，很無助，很無望，很痛苦，所以李波一知道你憂鬱了，就知道你心裡有多麼痛苦，因為他也有過這種切膚之痛。

我們口吃患者都有過這種感受，也曾因為口吃問題讓我非常憂鬱，感到生不如死。尤其在 40 歲後，我的心境非常低落，有時也狂躁不安，這主要源於我的工作壓力。儘管我勤勞努力，但我怪主管不提拔我，反而提拔那些不做事的人。我工作能力那麼強，工作效率那麼高，竟然沒有被主管賞識，反而被責罵，而且還當著別人的面痛罵我。

有一次，我在走廊裡跟主管吵了起來，之後我們發生了很多針鋒相對的事，2006 年我因此被派到鄉下工作。我覺得活在世上很窩囊，很委屈，覺得這個世界太骯髒，覺得自己活著沒有任何意思，我每天唉聲嘆氣。我多次跟我年僅 10 歲的兒子說：如果有一天我死了，你要記住殺父之仇不共戴天。交代完後事，那天我開著車踩足油門，想衝進江中⋯⋯那個時候我做什麼都沒有勁，人總是像失了魂一樣。

李波父親：對，沒有勁，無精打采。

諮商師：那個時候我天天後悔，就像你現在後悔當初沒有把關好品質，你想到未來沒有希望，無緣無故賠掉幾十萬塊錢，害了自己的家人。你總是這樣怪自己，後悔不已，是吧？

李波父親：對對對。

諮商師：本來你對這批貨還是寄予厚望的，但是你知道希望越大失望就越大，對不對？

第二十章　危機介入

李波父親：對對。

諮商師：但是這種希望落空了，失敗了，所以你的失望就更大了，對未來就失去了希望。過去讓你感到後悔，但你又回不去。過去雖然有很多東西值得留戀，但時光不會倒流。你又不想接受現實，因為你覺得自己的能力不是這個樣子的呀！

李波父親：對對。

諮商師：你又不是那種不守誠信的人，如果你是那樣的人，你就不會這麼難過。

李波父親：對，我不是那種人。

諮商師：就跟賭徒一樣，你說賭徒輸了錢他會難過嗎？會難過，但他會憂鬱嗎？不會。因為他事先做好了心理準備，他本來就是賭嘛，賭就會有輸贏。你當時不是抱著賭的態度去接單，而是一種馬虎心理，只不過當時你確實沒有意識到問題有這麼嚴重！

李波父親：對。

諮商師：其實你的出發點是好的，你就是想正正經經地賺錢，賺良心錢，自己賺得安心，別人用得也放心，但出口產品確實出乎你的預料。

那麼多不守誠信的人，為什麼只有我們難過呢？因為我們不是那種人。如果我們真的是那種壞人，怎麼會難過呢？正因為我們是有良知的人，是好人，所以我們才會難過。李波現在已經結了婚吧，有孩子了嗎？

李波父親：結婚了，但還沒有孩子。

諮商師：現在家庭都好是吧？

李波父親：都好。

第三篇　實戰與思考

諮商師：有句古語：「破財消災。」在某種意義上，這句話對身處逆境中的人有些幫助。古人的意思是說，如果沒有破財，人或許會有災難。正因為你破了這麼大的財，或許能免除你們家的一場災難呢。你能明白嗎？

李波父親：明白明白。

諮商師：世界上每天都會發生一些天災人禍，比如洪災，你家裡沒有一個人出事的吧？

李波父親：沒有。

諮商師：這兩年疫情嚴重，你家沒有一個人感染新冠病毒吧？

李波父親：沒有。

諮商師：這就是「上天」照顧你們，知道吧！

接著我把「四兄弟」的故事講給他聽（由於書中已有案例展示，這裡恕不贅述）。在四個兄弟中，只有老大一人在家照顧長期生病的父母，雖然照顧不算周到，但在鄉下，老人有吃有穿，生病能看醫生，老大就是盡孝了，所以天道就格外照顧老大。明白這個道理嗎？

李波父親：明白明白。

諮商師：幾年前我碰到一位熟人，我問他最近身體怎麼樣？熟人說最近不大好，心臟剛搭了一個支架，真倒楣。我和他說，塞翁失馬，焉知非福？這或許是好事啊！

熟人瞪著眼睛問，做心臟手術還是好事？我說，你挨了這麼一刀，生了這個病，也許你兒子就沒事了呢！何況現在科學這麼發達，心臟裝個支架不算很困難的事情，也不大會影響人的身體。你看你兒子那麼有出息，領那麼高的薪水，多讓人羨慕啊！人不可能完完整整，總得有點殘缺。就像一棟房子，總得有個出氣的煙囪，還要有個下水道吧。

第二十章　危機介入

　　一個家庭就是一個系統。系統內有「高山」有「峽谷」，峽谷低，高山高，峽谷裡的泥巴都填到高山上去了。高山比喻人的優點或好事，峽谷表示人的缺點或壞事。得了心臟病，就像峽谷，泥巴被挖掉了。外表看來是壞事，其實是好事。

　　我跟他說，你的「泥巴」都挖到哪裡去了？你的身體有病是什麼原因呀？是你把福報給了你的家人，而你做出了犧牲。李爸爸，你破了財，但你沒有生病，這已是萬幸了！

　　破財消災，你說這個災是哪個災呢？那個熟人被我說得笑了起來。他說：你竟然這樣說，我接受！孩子們順順利利，平平安安，原來是這樣，我明白了！

　　李爸爸，你是願意發生災難還是願意破點財呀？

　　李波父親：那還是破財吧。

　　諮商師：對呀！寧可破財也不要破我們的家。你兒子昨天求我，他說，老師您要幫幫我爸爸，您無論如何都要幫我爸爸挺過難關。

　　李爸爸，你生了個好兒子，對你那麼孝順，你該知足了！

　　李波父親：對。

　　諮商師：其實你就是一直活在過去。你要知道，後悔沒有用，過去就是過去了，雖然它有時讓我們很傷心，但我們不要斬斷它，就把過去當作回憶。再想想孩子們，想想未來，我雖然賠了一、兩百萬，但是我賺到換來了一家人的平安和健康，有身體我們就有未來，對不對？

　　李波父親：對，有好身體就有未來。

　　諮商師：你就把注意力放到家庭上去。有個女人的丈夫得了腦出血，躺在病床上，生活不能自理，天天照顧他，苦不堪言。後來我去幫她開

第三篇　實戰與思考

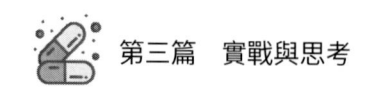

導,我說你丈夫是因公負傷,她說他哪是因公負傷,他是自己走路摔成這樣。

為什麼他走路會摔倒?別人怎麼不會呢?她說「他不小心啊」。我說一個家庭總要有一點殘缺,比如我家,我的父親用年輕的生命換來兒女們的平安成長。明白嗎?

李波父親:明白。

諮商師:我們都活得好好的,就是因為我們有殘缺,有過代價,所以我們感恩生活,感恩上蒼,尤其感謝吃過的虧。從現在起,你要感謝這一、兩百萬元的虧損!因為這是上天安排的,因為上天已經讓你們一家人過得平平安安,身體健康,你們的心不能太貪,不能再怨天尤人了,否則就是與天道作對,就會得罪上蒼,而上天是得罪不起的!明白了吧?

李波父親:明白了,明白了。

諮商師:你賠掉這個錢以後,你的家就平安呀,你要是不賠這個錢,也許你和家人就要出問題,你知道嗎?所以我們說,一個家庭總要有一個破綻,有個出氣的地方,明白嗎?

李波父親:明白明白。

諮商師:現在還有問題嗎?

李波父親:沒有了,老師講得通透!現在什麼都想通了。

諮商師:除非身體有問題,精神實在煎熬,不然不要到醫院裡去,也不要一天到晚躺著,一定要面對生活,接受失敗,大不了重新再來!

李波父親:明白明白。對,一定要面對。

諮商師:現在已經完全明白了吧,還會憂鬱嗎?

李波父親:不會了,老師。

諮商師：李爸爸，以後不要多想。塞翁失馬，焉知非福？有一失必有一得，你現在就等著抱孫子吧，這應該就是你破財的福報。

李波父親：非常感謝！

第二天

諮商師：你爸的憂鬱情緒解決了，放心吧。年紀大的人一說就透，一點就通。

李波：謝謝老師了，感激之情無以言表，銘記於心。謝謝！

李波：我爸拿的藥已經吃了近 1 個月了，如果好點的話能不吃嗎？我怕那種藥有很強的副作用。

諮商師：這個你們要問醫生。

李波：好的，老師，謝謝您的熱情幫助！

第六節　憂鬱躁狂的高中生

那天中午，我正在午休，電話響了，一名高二男生因為考砸了，想自殺。一開始是孩子的叔叔打來電話，後來孩子的父親又打來電話，他說了大致的情況，接著我和該男生連線通話。

來訪者：老師好！因為這次考試考得一塌糊塗，現在我總是胡思亂想，大腦混亂，意志力不堅定，我都不知道怎樣調節。這次期中考試只考了 252 分，班裡最高 590 多分。以前我能考 500 多分，成績一落千丈，讓我實在無法接受。

第三篇　實戰與思考

　　總是壓抑自己的心情，我知道這樣不好，但我就是不能冷靜。我看電影也有這樣的情緒，總是喜歡問為什麼。這樣的情緒從上個星期六開始，現在同學都在討論成績，他們背後都說我讀成了書呆子——死讀書，但又讀不進去，讓我無地自容，我現在越來越不能融入他們。

　　我現在連最基本的標點符號都不會了，書看不下去，考卷上的字似乎也不認得了，整個人都恍惚了。我是不是真的有憂鬱症啊？我該怎麼辦？我不想讓爸媽擔心，他們已經夠累了。

　　現在別人說一句壞話我就想哭，笑也很假。以前我多麼開朗啊！也不知天高地厚，現在有一股氣堵在心裡好難受啊！老師對不起，對不起，對不起，打擾您了！其實，我並不想放棄自己，不想自甘墮落。請您不要讓我爸媽知道，我媽媽身體不好，我爸身體也不是很好，對不起！對不起！對不起！

　　經過大約 40 分鐘的危機介入，我對該男生學習和考試存在的心理問題進行了分析和整理，一切都在合理的解釋之中。利用秋水理論和攻心之策，對孩子的心理進行輔導，孩子激越的情緒暫時得到緩解。下午家長傳來訊息稱孩子的情緒平復了很多。

　　幾個月後男生情緒又開始低落，無法正常上課。在一個週日，男生的家長陪他來到秋水工作室。

　　男生說他覺得很煩。一開始是因為同學笑他是死讀書的呆子，他確實很努力，但學業成績上不去，這讓他感到心煩意亂，揮之不去，讓他無法集中注意力投入學習。

　　家長和老師不斷提醒他，關心他，把他當有「精神病」的人，叫他到外面去治病。這讓他感到非常心煩，無法集中注意力聽課，而且看見書就

第二十章 危機介入

煩，心浮氣躁，所以父母一說他，他就暴跳如雷，但老師說他，他不敢頂撞，而是忍氣吞聲。

每次去學校，每次進教室，每次上課，他都如臨大敵，如坐針氈，恐懼緊張，全身冰涼，虛汗淋漓。他實在聽不進課，老師也很著急，建議家長帶他去治療。家長先幫他請了幾天假，讓他在家休息幾天，這才請我幫孩子做心理輔導。

男生說同學們的眼神讓他受不了，老師們對他的關心更讓他很慚愧，他每天心神不定，更擔心自己會得精神病。

我從這三個方面下手：一是叫他把目標降低，二是學會管理情緒，三是補充正能量。以前的目標太高，是因為過去的學業成績很好，但現在成績一落千丈，目標也應該降下來。所以本次輔導的重點，我叫他面對現實，降低目標，不能強逼自己，否則就會力不從心，欲速則不達。

諮商師：你為何心神不定，起坐不安？就是因為現在離自己的目標越來越遠，遙遙無期。

古人說：知之而後定。一個人只有知道自己的止境，才會定下心來做事。鑒於目前的狀況，我建議他調整目標。透過講述幾個典故，「床下牛鬥」、「君子與小人」的故事，男生和家長津津有味地聽著，並且表示接受。

幾天後，父母又陪著男生來找我。

我講了越王勾踐忍辱負重、臥薪嘗膽的典故，告訴孩子凡成大事者，都會遇到許多磨難。就像彈簧，如果沒有遇到壓力，怎麼會有動力呢？所以要感謝為你帶來壓力的人。無論他們怎樣笑你，看不起你，都是別人的事，那是別人的自由，關鍵是你怎麼對待別人的看法。

第三篇　實戰與思考

　　如果明白這點，從現在起，你一定會尊重自己，始終朝著目標和理想出發。雖然別人早已捷足先登，但現實中後來者居上的比比皆是！你可以先上專科，後升大學，再考研究所，只要你有毅力，有決心，還有什麼不可以做到？無非就是時間的問題。

　　一定要有清晰的想法認知，正確看待自己的優勢和劣勢，不要急於求成。你現在越想趕上他們，越會往下滑。你們落差很大，人家已經遙遙領先了，距離感會讓你感到自卑，而自卑心理又會極大傷害你的學習熱情。

　　事實上，你現在跟同學們有這麼大的差距，加上心裡受傷，這讓你的學習效率大大降低，就像折翅的雄鷹，只能望天興嘆了！你現在應該要學「龜兔賽跑」中的烏龜，慢慢地爬，努力地堅持。

　　當晚，男生要求回到老家散心。第三天，孩子的母親打電話給我，稱孩子這兩天狀態很好，和在學校判若兩人。我說孩子只是暫時忘記了過去的煩惱，不是真正的好，問題的本質沒變，請家長務必注意。

　　接著，她把孩子在老家白天做了什麼，晚上做了什麼，睡得怎麼樣，詳細告訴了我，可謂無微不至的關心。

　　我說你幹麼要對孩子關注得那麼詳細呢？如果一個男人在路上老盯著你看，你是不是覺得很不自在？懷疑自己的臉上有東西，是不是一天到晚拿個鏡子照？是不是覺得自己走路的姿勢不好看，於是一天到晚練習自己的走路姿勢？想想看，你這樣走路會自然嗎？你如此關注孩子，等於逼著孩子關注他自己，等於在暗示孩子：你有問題！孩子想知道自己哪裡做得不好，所以才會不停地關注和檢查自己，導致他無所適從。

　　媽媽說，她想跟孩子說些事，想關心一下他，可孩子動不動就發火，叫她別管。這說明孩子心裡還是有氣，有向外攻擊的能力，這也意味著孩

第二十章　危機介入

子的憂鬱不是問題。孩子現在只是心煩，想一個人靜下來，想真實地表達一下自己的情緒。

孩子去老家是想散心，想把注意力轉移到外部，所以請家長不要關注孩子，把注意力轉向別的方面。如果你一天到晚丟掉自己的事不做，一心關注他，守著他，肯定會讓他心更煩，壓力更大。只要你們輕鬆了，孩子也就輕鬆了。

不僅你自己不要去關注孩子，你還要幫孩子解除外部干擾源，比如爺爺奶奶、外公外婆都不要過度表示關心，就像平時一樣對孩子。

孩子媽媽說，孩子每天都在長跑，晚上還用冷水洗澡，說是要學袁老師，磨練自己的意志。

這孩子本身就缺少正能量，除了一顆躁動的心，全身都是冰涼的，怎麼能用冷水洗澡？雖然孩子想磨練意志，但當下這孩子急需補充正能量，比如接受日光浴，熱水泡澡，郊遊賞景等等，當然聽同頻共鳴的傷感音樂也非常好。

由於孩子來到教室就會瑟瑟發抖，心裡悶得慌，無法學習，學校諮商師幫他做了心理測試，說可能是中度憂鬱和焦慮症。班導師怕出事，叫他請假回家調養或去醫院治療。

按常理，在家調養對其「病」有好處，但我想告訴大家，不到萬不得已，不要回家調養，在家調養不僅沒有好處，反而有壞處。如果身體上的病，比如發燒、感冒等生理疾病，當然需要調養，最好在家裡臥床休息，但心理上的問題，比如憂鬱、焦慮、害怕等，一定要去面對，不能躲到家裡調養，否則會給今後埋下隱患──導致更大的心理或軀體問題。

家長說孩子一回到老家就正常了，而且現在表現得很好，每天線上上

第三篇　實戰與思考

課，寫作業，學習很認真，但只要回到學校，回到城裡原來租的房子，又回到從前的狀態——心煩意亂、頭暈腹痛、吃不下飯……家長不得不另外租房，並且準備讓孩子長期休假或休學，回老家調養。

孩子為什麼回到教室或原來租住的地方就情緒突變？這都是創傷記憶導致的，以條件反射的方式表現出來。只要離開了原先的環境或條件刺激，就不會觸景生情，觸發條件反射，但這樣做（比如回到老家調養）的結果，就像天冷躲藏到暖房內一樣，雖然暫時感覺不到冷，但以後會越來越怕冷。

人的本能都是趨吉避凶的。寒冷天，大家都喜歡躲到暖房裡。在暖房雖然不冷，但不能提高人的抗寒能力。相反，在裡面待久了，再回到現實環境，就會越來越難以適應，也就是說不僅沒有提高抗寒能力，反而削弱了抗寒能力，所以「回家調養」是一個思維失誤。

我告訴家長，如果你的孩子想繼續讀書，一定要讓他學會面對，可以透過漸進的方式，而不是一步到位。如果不想面對也可以，就離開是非之地，比如休學一年，遠離原來的同學。

可不在一個班，卻在同一個校園，還是會經常遇到那些同學，還是會引爆不良情緒。不過也不要緊，只要孩子的成績上來了，就會有底氣，有自信，就不再害怕那些笑他的同學，畢竟用實力說話最可靠。如果再不行，你還可以讓孩子換一所學校，徹底遠離是非之地。

以上我們都是從改變外在環境入手。

如果孩子有智慧，能聽懂我的話，就會逆行：帶著心理和身體不適去逐漸靠近現實環境，而不是遠離現實。其實家長描述孩子的種種不適，都是人在特定的場景中誘發出來的合理的情緒變化或生理紊亂。這種軀體化

反應，我們可以把它看成觸景生情或者創傷記憶被喚醒。

家長說，她要孩子寫保證書，保證以後復讀時要好好上學，努力控制自己的情緒，不能再犯相同的錯誤。

我告訴家長，當孩子置身於特定的場景中，就會情不自禁地爆發躁狂情緒。情緒是按捺不住的，狂躁更無法控制，越控制越嚴重。雖然情緒不可控，但由此導致的行為可以控制。只有正面接受自己的情緒，不與之正面對抗，我們只須控制由情緒導致的行為即可。否則，行為必然會失控。

第七節　意欲自殺的憂鬱少女

一天晚上，我接到胡女士的電話求助，稱其女兒近一星期突然變得默不作聲，常常發呆，神志不清，在洗手間待很長時間，晚上通宵睡不了覺，用手機檢視憂鬱症的資訊，有強烈自殺傾向。

我意識到問題的嚴重性，立即找了女心理師劉老師一同前往。晚上八點左右，我們到了求助者的家中。這是一個六口之家，租住在一棟偏僻的民房內。一家人擠在一個不到 10 坪的小房間內，廚房、洗手間和客廳都是與別的租戶共用的。

見面後，女孩婷兒（化名）臉色凝重，神色呆滯，走路、反應遲鈍，卻很警覺地看著我們。媽媽說女兒很愛打扮，買衣服很挑剔，一次打扮常常就要花一個小時。給我的初步印象，女孩情況的確如此。

一起來的劉老師先把孩子帶入房間內溝通，大約 20 分鐘後她們出來

第三篇　實戰與思考

了，女孩卻什麼都沒有說。我們圍著一張八仙桌坐下，我和女孩聊了起來，女孩仍然默不作聲。也許看著我一臉真誠，孩子還算配合，似乎用心在聽。於是我講了一點通俗易懂的道理，女孩的臉色開始出現好轉。臨別前，劉老師建議家長幫孩子買部手機，讓她有個精神寄託，聽聽音樂，發洩下憂鬱情緒。

第三天上午八點許，我打電話給家長，對方稱馬上要去外地出差，丈夫在建築工地做工人，只有婷兒一人在家睡覺，房東家有人。

上午九點，我和另一名女諮商師盧老師一同前往女孩家。

房東夫婦正在大廳閒坐，主動幫我們大喊婷兒的房門，盧老師一人進去與女孩私聊，我就坐在外面和房東夫婦聊了起來。房東太太說，女孩這幾天經常站在屋外發呆，在洗手間洗澡或洗衣服，一洗就是幾個小時。

在裡面大約聊了一個小時，盧老師出來了，結束了上午的回訪。路上盧老師說，女孩說了一些話，告訴她一些我昨天不知道的隱情。我的直覺告訴我，婷兒冰凍的心房在漸漸打開，可能盧老師一番啟發式的談話找到了切入點。

兩天後，晚上七點，我一人前往婷兒家裡，婷兒和媽媽從外面吃飯剛回家。我們在客廳聊了一會，我叫婷兒拿了一張白紙和筆，在桌子上畫了一個回形圖，讓婷兒辨認。

婷兒說這是回家的「回」字。我指著裡面的「小口」說：「這就是現在的你，你關在家裡沉默不語，而以前你像隻快樂的小鳥總是說個不停，伶牙俐齒，正因為如此，讓關心你的人發愁。孩子，你一定是受了刺激或承受了壓力。」緊接著，我單刀直入地問：「你是不是在學校被人欺負了？或者看到了不該看到的畫面？你懂我的意思嗎？」

第二十章　危機介入

婷兒搖搖頭說：「不是，我只是心情不好。」

孩子為什麼沉默不語，神情木呆，反應遲鈍？因為她有傷心的過去，她只是不想回憶過去的傷痛，不得不選擇沉默和遺忘，但現實環境總是不斷勾起她傷心的回憶，所以她不敢面對現實，只有退避在家。

我順勢切入：「你白天睡覺，晚上不睡，這樣黑白顛倒，容易胡思亂想，導致精神出問題。你願意變成那樣嗎？」

婷兒搖搖頭。

我再指著回形圖說：「你現在就像水庫裡的水，雖然溫馴，但你的內心卻暗流洶湧，時刻都想衝破阻擋它的大壩，卻無法撼動它。你不得不向薄弱的地方衝擊，這意味著你時時刻刻都在折磨自己的軀體。比如你現在神情有些發呆，頭部和身軀動作遲緩，目光無神，像剛生過一場大病的人一樣。」

「你夜裡無眠，白天嗜睡的狀況還會進一步惡化，甚至最後可能就會變成『精神病人』。」

婷兒說自己也意識到了。

「你為何徹夜無眠？因為你晚上想得太多，白天睡得太多。如何切斷你的思維奔逸，讓自己不要胡思亂想？我建議你去醫院精神科開點抗焦慮的藥。」

婷兒馬上說：「藥會產生依賴性，有副作用。」

這孩子什麼都懂。我一陣感動。就趁機對她說：「對，你現在白天關在家裡，睡覺也會形成依賴。」

「我是習慣！」婷兒辯解說。

209

第三篇　實戰與思考

「既然是習慣，那就可以改變。要知道白天大家都上班，你睡大覺，家裡人肯定不會高興，你自己也不喜歡自己這樣。」

婷兒沒有解釋什麼。

我進一步勸說：「即使夜裡睡不著，你第二天早上還是要堅持起床，照常工作，雖然暫時會感到精神不振，但挺挺就過去了，慢慢就會恢復正常的生活習慣。」

婷兒點點頭。

因為八點半有個網路課要講，我就告別了。得知婷兒家裡生活艱難，臨走前我向女孩媽媽匯了幾千塊錢，讓她幫孩子買部手機，打發時間，轉移一下注意力。

婷兒不要，說不想欠我的人情。我再一次感動，多懂事的孩子！

我說：「以前我也和你一樣陷入了嚴重憂鬱中，感到生無可戀，後來也是好心人幫我度過難關，把我從死亡邊緣拉了回來。所以這錢不是我的，是好心人給的，我只是傳遞一下愛心。將來等你有錢了，過上好日子，你也會和我們一樣，把愛心傳遞到有困難的人身上。」

婷兒點點頭，表示願意接受我的善意。

隨後我和盧老師又上門幫孩子進行了兩次心理介入，婷兒的狀況漸漸有了一些好轉。考慮到女孩的心理問題十分嚴重，其中必有隱情，我準備去孩子原來的學校做詳細的調查。

第二天，我和救援隊的志工一起前往女孩以前就讀的國中，找到班導師陳老師和她的室友李玲（化名）。

班導師說，這個孩子因為性格有些另類，班上沒有同學願意與她坐在一起。李玲也說，有一回婷兒在寢室內做了一次噁心的事，大家都不願意

第二十章　危機介入

和她住在一起。班導師說婷兒的學業成績也越來越差，而且越來越不守校規。更為嚴重的是，老師發覺婷兒的精神明顯異常，就告訴家長讓孩子退學。就這樣婷兒退學在家。

臨別時，班導師告訴我們說，他準備擇日去一次婷兒家找她談談心，但家長反映說學校老師始終沒有去安慰孩子。

三個月後……

「袁老師，您好！我女兒的憂鬱症現在已經完全好了，正在當地一家公司學習技術，我每晚接女兒下班。女兒說要去上班幫媽媽減輕負擔，說她有四個弟弟、妹妹，弟弟妹妹還小，需要用很多錢，說她是老大，既然選擇了進入社會，她就必須幫家裡分擔些壓力。當我聽到女兒說這番話後，感動得流淚了，覺得孩子長大了，懂事了。謝謝袁老師，同時也謝謝好心人的幫助，千言萬語說不盡的感激，謝謝你們……」

這是婷兒的媽媽傳給我的訊息，稱她女兒現在變得積極陽光了，不再被憂鬱折磨。她還說，女兒以前非常痛恨這個社會，恨她的母校，讓她尊敬的老師們除了對她嚴格就是選擇放棄她，一次又一次加深她的悲傷情結，致使其發展成憂鬱症……

自「憂鬱少女媽媽求助信」在我的社交平臺釋出後，得到了許多好心人士的捐款，讓婷兒和家人十分感動，對社會不滿的心結和情緒逐漸瓦解和平復，說她已經了解到社會上還是好人多。女孩很懂事，表示要好好向生活學習，努力學得一門技術，將來好好回報社會。

她母親再三感謝所有給予她們幫助的好心人。當我讀著女孩母親傳來的訊息，聽著她們一家人的感激聲音，禁不住熱淚盈眶。我也感謝許多關心婷兒的公益人士，是大家的愛心讓社會少了一個問題孩子，多了一份和諧。

第三篇　實戰與思考

　　我自己也曾身患嚴重憂鬱症，我深知，決定憂鬱症患者的生命的不是藥物，而是親人的理解和社會的關愛。正如憂鬱少女的媽媽說，孩子轉變的最大動力是社會和親人的關愛，讓孩子憂鬱的心靈注入了陽光，重新燃放了青春活力。

　　後來我再次回訪婷兒的媽媽，孩子的媽媽回答說：自得到大家的幫助後，婷兒早就走了出來，現在在某職業學校讀書，一切正常，而且孩子始終沒有去醫院精神科檢查，更沒有服藥，完全自然康復。

第二十一章
實踐與思考

第一節　有點絕望的女孩

　　一夜翻來覆去，想著晶晶的事。那麼小的女孩怎麼就憂鬱了呢？影片中看著蒼白無力的孩子躺在床上呻吟，說著要跟我告別，我的心揪著，淚眼模糊。這個時代究竟是怎麼啦？動不動就是叛逆的孩子、憂鬱的孩子。難道真的是家庭嬌生慣養？還是幸福時代的嬌貴病？

　　這幾年大家都在盯著食品問題，關注的是添加劑和健康養生問題，但兒童的心靈呵護少有人提及。雖然天天有人喊著嚷著關心孩子，但許多是光打雷不下雨，或者雷聲大雨點小。智慧時代，每個大人幾乎都有一部智慧型手機，瀏覽網站、社群媒體，孩子們也不落伍，大人們一停下來，就立刻搶你的手機。

　　人為何斤斤計較？為何一點小事就會心煩意亂，躺在床上翻來覆去，夜不成寐？我做不到遇事波瀾不驚，但我不會推波助瀾，因為我懂得情緒的規律和奧妙。

　　古人說：管別人者心有魔，管自己者心有佛。看到不順眼的事，就想嘮叨幾句，按理不算什麼，問題是總盯著別人的一些缺點不放，這就是你的問題。人都是這樣，盯著別人的優點看，越看越喜歡，盯著別人的缺點看，越看越噁心。人的優點和缺點都是一分為二的，優點越多，缺點越

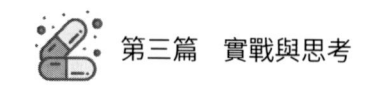

多，就看你站在哪個角度。

心裡裝不下事，說明你心胸狹小。人在高處，自然就會看遠方，哪裡顧得上眼前的世俗，所以登高望遠，心靜如水。多見不怪，少見多怪。道家的無為、儒家的中庸、釋家的隨緣，都是做人的最高境界。

對兒童的某些偏常行為，其實最好的糾正方法就是不用任何方法。但望子成龍的父母怎麼能眼睜睜看著自己的孩子往下滑呢？這不是墮落嗎？他們振振有詞，以為這就是父母的監護責任。說老實話，我看到自己的孩子這樣，也會管一管。

大智若愚，以前我不理解，現在我知道了。人的許多功能是你「有意識」關閉的，心理學把這叫選擇性失聰。為什麼有不少人提前進入「老年痴呆」？就是因為不願受兒子兒媳的氣。

為什麼青少年頹廢了？因為不願聽父母的嘮叨。生活中許多人耳朵不好使，並非生理問題，而是心理原因。大凡媽媽或妻子喜歡嘮叨，子女或丈夫的聽覺功能就會慢慢減退甚至關閉。

晚上睡熟了，聽覺就「關閉」了，耳朵聽不到外面的噪音，包括過往汽車，甚至滾滾雷聲，但當有人叫你的名字，哪怕在屋外，哪怕聲音很小，你都會從夢裡醒來。這叫什麼？事不關己高高掛起，一旦關係到切身利益，人的感覺器官就會很靈敏。

看到這裡，讀者朋友就不難理解我的話。孩子為什麼對你充耳不聞，視而不見？現在的孩子為什麼越來越沒有禮貌？大人應該檢討一下自己的原因：是不是你管得太多？你的話就像嗡嗡叫的蚊子一樣讓孩子討厭。難怪孩子要關起房門，以求耳根清淨。

這些看似叛逆不聽話的孩子，其實都是好孩子，他們大多為了自保，

才躲起來。而那些乖乖聽你訓話的「好孩子」們看起來俯首帖耳，其實他們的心在滴血。父母的教誨等於拿著一把刀架在孩子的脖子上，這樣的孩子不憂鬱才怪。你以為對孩子不管就失責，就耽擱了孩子的前程，其實，你的做法恰恰相反，只會讓孩子背道而馳。

第二節　弒母背後的心理衝突

父母之恩，終生難報。但在現實中，弒母事件頻頻發生。15歲的女孩，謊稱幫媽媽按摩，用繩子將其勒死。

死者是一名律師，早年離異，和女兒玲玲（化名）生活在一起。

死者曾稱「女兒是自己心中藍色的憂傷，有缺口的愛雖不完美，卻想在不完美中愛到極致」，但極致的母愛讓孩子感到窒息。人們怎麼也想不到，平時文文靜靜的小女孩竟然會做出如此大逆不道的事。

下面摘自玲玲弒母後的一封信——

媽媽，您是我生命中最愛的人。既然這麼愛，怎麼就下得了手勒死媽媽了？媽媽，您又何嘗不是天天往我脖子上套繩子？玩命地勒！

我們都愛得太拚了，但根本不知道如何去愛！到最後，我們都用自己的愛讓自己最愛的人活活窒息！我只不過是您證明自己是女強人、自己很成功的工具，是您讓爸爸感覺羞愧、後悔的工具。但我後來發現，您連自己都不愛，您根本不知道愛是什麼，除了被要求、被期待、被控制，我從來沒有自己的自由和生活。考了個高分、拿了個好名次換來媽媽瞬間的開心，成了生活中唯一的亮色。但我何嘗不知道，這絲轉瞬即逝的亮色只不

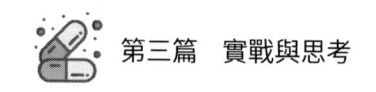

過是點燃更大壓力、更高要求的導火線。

學業摧毀了我所有的自信，而您無時不在、從不停歇的要求、指責、失望、抱怨，無疑成了壓垮我的最後的稻草。您的要求、期待如同巨蟒纏身，我在您的纏繞下、血盆大口下，瑟瑟發抖，恐懼到無法呼吸。每當週五時，我充滿恐慌，我不知週末該如何與您相處，我擔心您的批評、指責、抱怨，更恐懼您的失望，然後，便沒有然後了。

媽媽，我殺死了您，但我何嘗不也殺死了自己所有的未來和生活，我知道逃不掉，也從來沒想過逃！若有來世，我做您的母親。我一定會讓您生活得輕鬆、快樂。因為輕鬆、快樂才是幸福，才是生活，爭強好勝、成功、壓力不是！

從信中可以看出，孩子心目中的母親簡直就是禍國殃民的壞女人，所以她要替天行道，判她死刑。

從12歲男孩殺掉母親，再到震驚全國的大學高材生弒母，到底是什麼把本應該相親相愛、心連心的母子逼到了以死相搏鬥的地步？有人對大學、高中生進行心理測試，發現一個現象：成績好的學生心理不健康的程度遠遠大於成績差的學生，這些心理不健康的來源主要是學習壓力、成績焦慮以及父母的期望。心理還沒有完全發育成熟，就要背負這麼大的壓力，心理健康可想而知。

在許多家長和老師的眼裡，評價一個學生，幾乎是唯成績論。只要你成績好，做什麼都是對的，只要你成績差，做什麼都是錯的。為了孩子考個好成績，為了讓家族長臉，為了不讓孩子輸在起跑線上，家長們煞費苦心，從幼稚園到上大學，無微不至地照顧。

正如玲玲寫道：

15年來，您（母親）把您大部分的時間、精力、金錢給了我，您竭盡

第二十一章　實踐與思考

所能地給我最好的吃穿，幫我找最好的學校、輔導老師，十年如一日地按時接送我上學，生怕我凍著餓著，生怕我在外面被欺負！但您所做的這些，並未讓我快樂。先前對於這些我都是感動，後來更多地成了壓力，都轉化成了我對您的愧疚和虧欠！媽媽，誠然，您非常愛我，但這些愛在我看來都是有條件的：我必須無比聽話，無比優秀，能夠滿足您實現爭強好勝和消解過度焦慮的需求！

殺母事件發生後，很多家長膽顫心驚，生怕冷不防就被孩子殺害。正如一位媽媽在線上社群裡說：這年頭，孩子到了青春期，家長還要學會如何保命。

我關注的不是弒母行為本身，而是其背後的心理活動。首先，「果」並沒有錯，要錯就錯在「因」。我不想說什麼大道理，只想談談這個「因」。孩子謀劃了好幾天才殺母親，顯然是有預謀的。這個預謀又是什麼？玲玲弒母應該經過了漫長的心理較勁過程。我們不妨換個角度思考：如果女孩沒殺母，又如何消解自己的仇怨？她要麼攻擊別人，要麼自我毀滅。如果是後者——孩子被母親「愛得」自殺了，誰來買單？這樣的例子還少嗎？

誠然，殺害母親，大逆不道，但這只是另一種選項。如果死，在孩子或母親之間必須選一個，人們會怎麼選？也許大家會問：孩子為什麼不給自己的媽媽一次改過的機會？也許在孩子看來，如果不殺死母親，後患無窮。有人說，孩子可以離家出走，為什麼非得殘忍地剝奪自己母親的生命？這個問題孩子事先也一定想過，只有結束對方生命，自己才能一勞永逸，不再受母親束縛。

我分析，玲玲當時殺人的心理活動如下：環境刺激（週五回家）——喚醒仇恨的記憶（媽媽每次的關心和嘮叨）——想滅了對自己帶來傷痛的人（想殺害媽媽）——用理性壓抑（道德和法律評判）——拚命忍耐——

第三篇　實戰與思考

忍耐不住──爆發──殺人。也就是說，雖然情感上孩子想弒母，但理性上她在竭力控制自己的情感衝動。恰恰是壓制情感才導致更大的感情波瀾，最終造成失控行為。因此，孩子弒母是對母親「不當教育或關心」的認知態度和對情緒的管理不當造成的。

有人說玲玲憂鬱了，對此我不否認。但有一點可以肯定，女孩肯定壓抑了很久卻無法宣洩。孩子受委屈，不會像大人一樣可以隨意疏洩，比如找個好友聊天傾訴。在傾訴過程中，一來發洩了負面情緒，二來朋友也會勸說，幫助打開心結，化解危機。可孩子如何宣洩呢？要麼頂撞你，拚命玩線上遊戲，與你的願望背道而馳；要麼忍氣吞聲，拚命地讀書。

玲玲應該是個懂事的女孩，自律性很強，發奮讀書是她唯一宣洩的途徑。但學業越來越讓她感到力不從心，這才回頭張望：「是誰把自己逼到這個地步？原來都是自己的媽媽。這個用『精神繩索』往死裡『勒』女兒脖子的媽媽，該死！」為了自保，自然就會奮起反擊，殺母就不足為怪。雖然未成年殺人不夠死刑，但從殺母的那一刻，孩子就已經對自己判了死「刑」，這輩子都將活在傷痛之中。

該案發人深省，要說有錯，錯在這個社會太功利。畸形的教育必然孵化畸形的人格。溫室內培育的花朵能禁得起風雨嗎？畸形心理是這個時代造就的怪胎。我們一邊高呼關心下一代，卻一邊把孩子送進了「成績唯上」的人間煉獄。優秀的孩子確實讓父母長臉，但並不是每個孩子都會優秀，否則就沒有差異。

弒母事件為我們上了一堂發人深省的家庭教育課。溫馨提醒各位家長：千萬不要把孩子的出息當作自己爭強好勝的籌碼。一定要有智慧地讓孩子明白：努力讀書既是為了國家，也是為自己，而不是為了父母。這樣

第二十一章 實踐與思考

的教育，孩子才會主動學習。如果孩子看破了你的心思——努力讀書只是為你長臉，孩子就會變成被動學習，而被動學習的效果自然是低下的。即使將來出人頭地，也是曇花一現，如弒母的大學才子。

不要讓孩子覺得欠你太多，在孩子身上不斷施恩、傾注心血，只會讓孩子備感壓力。大人應該站在孩子的角度去看，雖然你自己認為施恩不圖報，但在孩子看來，容易產生錯覺，認為你另有所圖，施恩只是一種投資，而且利息很高，覺得是一種負擔，漸漸地由愛生恨。總有一天，當他覺得欠你太多，還不起你的債，或者扛不起你賦予的期待和責任，就會奮起反擊。

有句俗語：「斗米養恩，擔米養仇。」意思是在一個人快餓死的關鍵時刻，你給他一斗米，讓他活了下來，他會感恩戴德，把你奉為恩人。可是如果你一直幫助他，他就會養成依賴，把你的幫助視為理所當然，一旦某天你沒有幫助他，他會把你當作仇人，這就是「小恩養貴人，大恩養仇人」。這句話值得大家深思。

一味地給予，只會助長他人的貪慾，養出恩將仇報的「白眼狼」。你幫他一百次他不知感恩，但只要一次不幫他，他就會心生怨恨。所以愛得太深，就會恨得太切。

許多媽媽問我，孩子叛逆，動不動就頂撞大人，怎麼辦？我說：好事啊，雖然讓你面子上掛不住，但至少你的孩子不大會得憂鬱，不會殺你。叛逆的孩子是用言行表達了心中的不滿，不像一些乖孩子逆來順受，實際上是在埋下定時炸彈，也為家庭和社會帶來隱患。

小時候聽我母親講過一個故事：一個罪犯即將砍頭，母親探監問孩子有什麼心願，兒子說：想再吃一口媽媽的奶。母親含著淚解開衣襟，讓兒

第三篇　實戰與思考

子含著奶頭,不想兒子一下把母親的奶頭咬了下來,嘴裡哭喊著:不是您的溺愛,小時候我就不會偷雞摸狗,不是您的縱容,我就不會成為現在的死刑犯。我開始理解古人奉行「棍棒出孝子」的教育理念。

　　過度施肥或揠苗助長都會導致莊稼減收甚至絕收。養孩子就像種莊稼,凡望子成龍心切者,孩子少有成就。父母默默陪伴或巧妙引導,孩子多有出息。家庭教育應內鬆外緊,因勢利導,既為孩子營造適度的活動空間,但又不能聽之任之,比如孩子泡網咖、吸毒、偷盜,當然要管。教育孩子就像治理黃河,既要順其自流,又不能放任自流。對孩子的天性應從側面管控,而不從正面攔截。當孩子耍起脾氣來打人、摔東西,如果家長一味地遷就,長此以往就會把孩子養成驕縱的脾氣。這樣疼孩子就是慣孩子,如此慣子,無異殺子!只有讓孩子吃點苦,才會在逆境中成長,只有讓孩子吃點虧,才能長經驗和智慧。

　　也有一些父母仍舊奉行「棍棒出孝子,不打不成器」的古訓。要知道,棍棒政策對以前的孩子作用明顯,而對現在的孩子往往不奏效。如今的孩子都是寶貝,長輩們不知怎樣疼惜才好,含在嘴裡怕化了,捧在手裡怕摔了。孩子因此恃寵而驕:「你打,你打啊?打死我,就解脫了。」孩子讓你打,你真敢打嗎?

　　過分溺愛和過分嚴厲都不好。家長既要做到言出必行,獎罰分明,也要防止出現另一個極端:動不動掄起棍棒打人。如此權威化管教,容易培養出個性格內向的「呆子」,什麼事都沒主見、沒膽量。那應該如何管教孩子?有人說:一流的父母做榜樣,二流的父母做教練,三流的父母做保母。而父母能夠給孩子最好的榜樣,便是自己學會正確的觀念。

　　我們還是回到弒母背後的話題。網路上許多人說:連母親都敢殺,這

孩子心太毒！孩子真的心狠手辣、蛇蠍心腸嗎？如果懂得情緒的規律，你就不會下此結論。我見過許多殺夫的女人，也曾聽說有個女人趁丈夫睡著時將一鍋開水潑在其臉上，場面慘不忍睹。古今類似的案情很多，因此人們都說最毒婦人心。

然而，當我走進故事裡面，才發現內有隱情。原來殺夫的女人長期被丈夫家暴，肉體和精神飽受折磨，但為了孩子和娘家人，忍氣吞聲，最後才痛下殺手。當劇情有了反轉後，我開始思考：人心究竟是什麼？

「人之初，性本善。」為何有的人心如此狠毒？其實，心之毒都是忍出來、用刀刻出來的！忍得越久，復仇的慾望就越大。問題就在一個「忍」字。忍，就是對一些看不慣、受不了的事隱忍不發，但忍字頭上一把刀，所以用「殘忍」形容之。許多乖孩子看起來文靜，一旦忍到極限，就會發射出仇恨的毒彈，本文的玲玲就是其中之一。

第三節　嚮往世外桃源

十幾歲的時候，我為口吃焦慮，想藏到一個無人知曉的地方，那裡沒有嘲笑，沒有辱罵；二十幾歲的時候，我為青春所困，想與心愛的女孩躲到世外桃源，男耕女織，獨享天倫；三十幾歲的時候，我為健康所困，想遠離故鄉，雲遊四方；四十幾歲的時候，我為人際所困，想出家為僧；五十幾歲的時候，我為生命所困，想去大山深處，暮鼓晨鐘，與木魚、袈裟為伴。

現代社會，許多人覺得生活沒有意思，心情浮躁，有很多困擾。看到

第三篇　實戰與思考

許多不想看到的事情發生，總做無奈的選擇，沒有快樂。只想找個地方靜下來，好好地看看自己的內心，領悟生活的真諦。

到哪裡去修行？我相信這個話題困擾過很多人，現在也有很多人正在錯誤的路上滑行。大多數人認為，既然是修行，就得有個修行者的樣子，把錢財施捨出去，到深山老林度過餘生。

那天在網路上偶遇故友Ａ君，方知他在異地帶髮修行。離家前，Ａ君已把自己的全部家產（包括幾間價值數千萬的房產）施捨給親友。

按Ａ君說法，只有放棄財產，才能斷了還俗的退路和私心，就會死心塌地地在山裡修行。我對Ａ君散盡千金、破釜沉舟的壯舉，不敢妄議，更不敢橫加指責，畢竟每個人都有選擇如何生活的權利。我唯有扼腕嘆息。當我一次次聽聞其背後的故事，還是忍不住想與Ａ君商榷一二。

每個人都有父母，都有關心自己的親友。如果不顧及親友，我也想離家而去，雲遊四海。若果真如此，親友怎麼辦？能由我一意孤行？

我跟佛學自小就有不解之緣。以前對出家之人很敬重，是因為他們甘願守著清貧，可現在我有些瞧不起他們。我覺得更有意義的修行是那些居家信徒（居士），雖然每時每刻都被現實所侵擾，被愛恨情仇所牽掛，但他們照樣過得坦然。

Ａ君再三強調：我現在很快樂，基本上沒什麼煩惱，不回憶過去，也不畏懼未來，我熱愛生活，欣賞身邊的花草樹木，這是我現在真實的感受。我不知道Ａ君遭遇過什麼，為何要避開現實，但我相信他一定有過極大的人生困擾。Ａ君說自己尚未出家為僧，只因母親健在，還須盡孝。事實上，人活世上，誰沒有痛苦，誰能盡失煩惱？

人受了傷，都不願意回到傷心之地，以免觸景生情，撕開舊傷疤。因

第二十一章　實踐與思考

此，大家都想逃避傷心之地。如果語言惹禍了，人就會變得謹小慎微，甚至緘默不語；如果自己的做法惹了禍，就會後悔自責，耿耿於懷，以後為人做事就會不知所措——大腦痴呆，形同木僵，甚至躲藏起來「反省」自己。孩子如果受到傷害，就會關在房內不出門，不與外人接觸，因為害怕再次受傷。這些都是人趨吉避凶的本能，但都不利於心理傷痕的修復。

人的本能不一定就符合現實。看到別人數錢，我的本能想去搶奪；看到別人的豪車，我的本能想據為己有，這當然不行。人要不斷修正本能（而不是壓制本能），讓自己的做法利益眾生，不斷修練自己，修身養性。

古人說：世事洞明皆學問，人情練達即文章。意思就是把人情世故徹底弄明白，就能夠在社會人際關係中應付自如。這就是本事，就是學問。這需要投身其中，多角度觀察了解這個世界和所處的社會環境。春秋時期，孔子的學生曾參勤奮好學，深得孔子的喜愛。同學問他為什麼進步那麼快，曾參說他每天都要多次問自己：替別人辦事是否盡力？與朋友往來有沒有不誠實？老師教的自己是否學好了？如果發現做得不妥就立即改正。

古人還說：以銅為鏡可正衣冠，以史為鏡可知興衰，以人為鏡可知得失。意思就是要善於觀察和學習，從而提高自身修養。除了向生活學習，還需要靜心思考，此思考不在深山，而在鬧市，在事情的發源地。思考的意義主要是理順問題的來龍去脈，找到因果關係。只有擺平得失，權衡利弊，才會心明坦然。

另外，在學習思考的基礎上，還須懂得分享。一個人的學問再高，領悟再深，如不去傳授學問，就會止步不前。就如一池水，光承接上游的水源，卻不去流動，也不去澆灌，就會變成一潭死水。我認為，修行應該遵

第三篇　實戰與思考

循「學習或觀察，思考或反思，實踐或分享」三個原則。為此，修行可選擇出家隱居，也可以居家。

受了傷，自然就要養傷。但人之傷，包括身體和精神兩種，前者屬於客觀性傷害，後者屬於主觀性傷害。兩者性質完全不同，療傷的途徑也迥然不同。在哪裡落下心傷，就到哪裡去療傷，而不是躲到深山，這樣徒添憂傷。也就是說，哪裡跌倒就從那裡爬起來。在現實中受的心傷，你就必須在現實中療傷。留在現實，可以一邊觀察一邊思考，慢慢就會發現：與其說是別人對你帶來傷害，不如說是你自己不放過自己。你就會站在對方的角度去看問題，繼而發現和以前不同的「風景」，此時的你就會醍醐灌頂。

想修行的朋友擔心，現實中人難以做到潔身自好。其實這是一個失誤。現實中出淤泥而不染的人，我見過很多。事實上，只要人的視野開闊，心胸豁達，自然就有容人的雅量，世間萬物在其眼裡猶如過眼雲煙，傷害不了他。既然要修行，就應全身心融入現實，適應環境，適應社會，適應身邊的一切，而不是隨心所欲地逃避現實，躲到深山暗自舔傷。

古人說：小隱藏於山，中隱藏於市，大隱藏於朝野。魯迅也說：真正的勇士，勇於面對慘淡的人生。在喧囂鬧市起舞弄風雲，才是真正意義上的修行！

現在越來越多的孩子躲在家裡不出門，嫌這個社會太骯髒，太虛偽。在孩子眼裡，社會和世界應該是純真的，不應該是欺詐和勾心鬥角的。也難怪，孩子從小在理想化的教育氛圍中成長，孩子的心就像剝了殼的雞蛋一樣晶瑩剔透，一時半刻難以適應骯髒的社會。就如溫室裡的花朵一下很難適應外面的世界一樣，這是合理正常的。其實，我們每個人曾經都有過

第二十一章 實踐與思考

這樣的迷茫。就如從冷暖氣房裡走出來，都有過這樣一段不適應的過程，但很快就會過去。我們可以告訴孩子，追求理想化和絕對公平正義是每個人的需求，但從古到今，我們的社會都不可能絕對公平。正如鄭板橋的一句傳世名言：難得糊塗。不要抱怨世界多麼骯髒黑暗，人活一世，保持七分清醒三分糊塗，才是君子修為。

古代陶淵明寫的〈桃花源記〉，描述了一個理想化的公平世界，但我們人間不可能有這樣的淨土。就像天氣不可能總是陽光明媚，也會雲遮霧罩，有冰霜雪雨。人都有生老病死，花兒也有凋零的時候，世界有美醜，人有好壞，有君子，有小人，學習有好有差。萬物都在變化輪迴。

比如許多頹廢在家的孩子，曾經成績也很好，但肯定也有成績差的同學吧。有先進必然有後進，有高山自然就會有峽谷。高山上的泥土哪來的？還不是用地面的泥土堆積而來的。如果把高山比喻為人的優點，峽谷就像人的缺點。優點越多，缺點也越多。同樣，這個世界的好人越多，理想化的人越多，壞人也越多。這就是對立統一規律。

一陰一陽之謂道，世界就是這樣，我們要適應這個社會。心理是否健康，就是看你是否能適應這個世界，是否能中肯地評價這個社會。不要拿自己的理想化標準去衡量這個世界。我們要允許生活中有壞人和小人，要允許周圍有各種陰暗面的存在。

有陽光，自然就會有陰暗，這才是常態。社會讓我們看不慣，世界讓我們煩惱，人人都嚮往美好，但從古到今，沒有萬事如意。家家都有煩惱，人人都有痛苦。我們應該像水的品性一樣去適應萬物，而不是改變萬物。

世界不需要你去改變，你只須改變你自己，等你把自己改造以後，你

才有能力去影響世界。只有內心有光，有溫暖，有愛，你才能照亮周邊，溫暖別人，愛這個世界。不要抱著「等世界改變後，我才能改變自己；只有別人對我好，我才會對他好；等別人怎麼樣，我才能怎麼樣……」的思維，這樣的思維是錯的。正確的思維應該是，只有我先對別人好，別人才能對我好。只有我做好自己，修身養性，我才能影響別人，影響世界。

人最高的品格應該像水一樣，適應環境，利益眾生，而不是為了個人安逸自在，逃離責任，逃避現實。

第四節　自殺危機的一些思考

2021 年的一天，某高三女生突然不停地對媽媽說：「對不起，對不起……」

媽媽有些警覺，就開始四處求助。我意識到問題的嚴重性，立即告知對方，孩子可能嚴重憂鬱了，應採取自殺危機介入。家長也很重視，馬上就帶著孩子過來求助。經過一個小時的心理介入和輔導，孩子茫然無措的臉上泛起了紅暈和笑容。再加上幾天的追蹤隨訪，孩子能正常上學了。

然而同樣的預警反應，許多家人卻毫無警覺。當地一名中醫因為憂鬱，去年在家裡自縊身亡。就在數月前，有名年輕女子從外地回家（據說是在外面開店，生意虧本了），突然對公婆變得非常孝順，時不時說「對不起、對不起」，兩天後這個很愛乾淨的兒媳從樓上跳了下去。

大多數自殺者自殺前會經過一番猶豫徘徊和訣別，這個時候最容易被

第二十一章　實踐與思考

身邊人發現。

生命可否挽救？自殺是否有預警？

自殺，有激動也有謀劃，有偶然也有必然。看似偶然，隱含著必然。任何事情的發生都離不開內外兩因，事物的發展都離不開量變和質變兩個過程。質變只有一瞬間，而量變則是漫長孵化的過程。就如燒開水，沸騰不是突然發生的，而是水溫從常溫慢慢升溫，到了一定程度就會報警——水響，之後不久才會沸騰。如果我們能辨識「水響」這個預警，就能防患於未然，把自殺扼殺在搖籃之中。

身邊的人，如果發現孩子行為異常，就要提高警惕，及時介入危機介入和心理輔導。只有如此，才能有效防止自殺。所以不管是家長還是老師，繁忙之餘要與孩子進行交流溝通，聽聽孩子的聲音，掌握孩子的心理，而不是一味地苛求與責怪。其實，正確引導並不難：既不能斷然拒絕（比如交出手機，甚至辱罵孩子），也不能任其氾濫（坐視不管）。家長可採取獎懲機制，對其不當行為循循善誘。

自殺發生後，世人只知道鬧！怪學校，怪老師，怪父母，怪家人，怪別人不該這樣，不該那樣，都把矛頭指向誘因，諸如「學校裡的考試、老師課堂上的批評或者懲罰、家長的一個耳光或一句話……」都會受到質疑，就是沒有人剖析自殺的深層次原因。

孩子快樂學習真的很重要，因為不快樂的人時間長了就容易產生心理疾病。歸根結柢，還是我們的教育方式、方法和人生導向出現了問題！孩子是國家的希望，雖然孩子自殺原因眾說紛紜，但是青少年的心理問題不容忽視。

油庫爆炸，看起來是菸頭引發，但決定爆炸的絕不是菸頭，而是具足

第三篇　實戰與思考

的條件——油氣已經高度濃縮，急待釋放。菸頭只是一個引子，但它卻自然而然成為眾矢之的。壓死駱駝的看起來是最後一根稻草，難道前面十幾萬根稻草就沒有責任嗎？

沒有勇於直言的老師，哪有健康成長的學生？為眾人抱薪者，不可使其凍斃於風雪中。如果還是把孩子自殺的責任推到老師的嚴格上，教育肯定沒有希望！一考定乾坤，唯分數論，生源競爭機制的教育方向本來就是問題。忽略孩子的道德教育、勞動教育和心理教育，這樣的畸形教育加上畸形的經濟發展和學校門口擺滿的垃圾文化，很容易製造畸形的人格心理，高中生頻頻自殺現象也不足為怪。

第五節　一位資優生自殺後的思考

2020年12月4日，與網路上炒得沸沸揚揚的17歲少女溺水事件發生在同一天，也有一名國中男孩從20多公尺高的橋上跳了下去。錄影顯示，事發當日，男孩在橋上徘徊了一個多小時。

出校門前，江海（化名）託付一名同學轉交一封信給其家人。遺憾的是，這名同學沒有及時打開紙條看，因為他要遵守諾言：晚上七點以後才能看。假如這名同學及時看了江海給他的遺書，假如老師在上課的時候能及時發現孩子的異常舉動，假如同寢室的同學能及時察覺到這名室友的反常變化並告知班導師，也許自殺的悲劇就不會發生！

12月16日上午，我和兩名志工一起去了孩子家裡採訪，孩子的家人都在。爺爺和嬤嬤說，這孩子小小年紀，卻很懂事，性格內向，很要面

子，酷愛學習。他們都認為孩子的死因，主要是學習壓力造成的。父母在外地工作，孩子長期跟著爺爺奶奶生活。去年孩子打電話叫媽媽回家，表示自己不願意跟著爺爺奶奶。

我們也到了學校，找到遺書裡提到的幾名同學採訪。他們深感意外，覺得不可思議，並說江海性格外向，人緣好，勤奮好學，自尊心強。我們著重詢問江海有沒有玩手機，他們說在學校不可能，因為大家在同一個房間住著，甚至睡同一個床鋪。江海只是特別喜歡看科幻小說，而且喜歡創作科幻小說，還寫了厚厚的一疊紙呢。

我就問當天他有什麼不正常的舉動，他們說，江海在當天下午第一節課後跟班導師請了假，理由是發高燒。有個同學就用教室裡的體溫計幫他測量，果然體溫達 38.6°C，而且他中午也沒有吃飯。他就出去，說要去醫院吊點滴。哦，對了！當晚有月考，不會是怯考吧？

在此之前，我透過網路採訪了江海的班導師。他告訴我，江海在學校表現正常，成績優秀。第一次月考、期中考試成績在班裡 10 名左右，但上學期期末考試成績排全校第一，然而他在同學面前表現得並不在乎成績。還有他本是通學生（家離學校很近），這個學期學生主動要求住校。接著，班導師頂著壓力向我傳來一些圖片，是江海在家裡用草稿紙寫的隻言片語。

透過這些線索，我慢慢縷出了一些頭緒，隱隱發覺孩子早已墜入魔幻世界，埋下了厭世和憂鬱的情緒。這個案例也給了我一些疑惑和思考。

在許多同學眼中，男孩性格開朗，學業成績好，無負評。可究竟是什麼事能讓一個品學兼優的孩子走到這一步，這麼輕易葬送了如此美好的青春年華？我和幾位心理學同行就此案進行討論，最後我們一致認為：江海同學可能受科幻小說的影響，為故事中的主角殉情。事實上，江海在他的

第三篇　實戰與思考

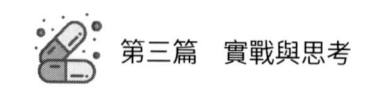

草稿紙上再三提到幾部魔幻小說:《網遊之亞山龍神》、《末世之開局》、《頂級神豪》、《斗羅大陸》……

現實中充斥著無奈和壓力,順序全部亂了,希望來世重新再來!所以他不是結束自己,而是重新啟動,寄希望於來世,期待好的開局!我們可以從網路玄幻小說《重生之來世之約》的文字,窺斑知豹:

沈浪努力起身,鼓起十分的勇氣朝著鏡子看去。這不能怪他,自從毀容之後,每一次照鏡子他都如同做惡夢一般,自己都會被嚇到。看到鏡子裡面的面孔,沈浪先是驚愕,然後淚流滿面。這張臉雖然憔悴蒼白,但是卻俊美無匹,甚至和沈浪毀容之前有八、九分相似。沈浪確定了一件事。他穿越了,他的靈魂穿越到了這個陌生的世界,穿越到這個陌生而又熟悉的男子身上。久違了,帥氣英俊的臉龐。

沈浪幾乎有些貪婪地望著鏡子中的面孔。上天竟然真的給了他新生,竟然真的讓他恢復了俊美的面孔,哪怕是在一個完全陌生的世界。這太好了,反正父母離去之後,他對現代地球就沒有什麼眷戀了。能夠獲得新生的感覺太讚了!

……

江海的學業成績從全校第一,降到班上第十,雖然表面上他若無其事,但實際上並不是這樣。正如他在草稿紙裡寫的:「世界是現實的,不要存在一絲的幻想!殘忍……好殘忍……若能將一切徹底捨去,哭著活下去,就會變得輕鬆嗎?」當一個人迷戀於小說,腦子裡塞滿了虛幻的故事,人的精神世界就會隨故事情節跌宕起伏而波動。當一個人現實中實現不了的東西,就會寄希望於來生獲得滿足,何況一個思想和心智尚未定型的孩子。

隨著學校生源競爭和教學品質的攀比越來越嚴峻,學校安排的作業越

第二十一章　實踐與思考

來越多，要求越來越高，青少年的心理健康問題也越來越多。正如有個家長說：「現在的孩子壓力太大了，全天沒有空隙放鬆時間，我家小孩小學五年級，今天說真沒意思，天天就是上學讀書，放學寫作業，還要做課外作業，練琴。每天都被催著起床，催著吃飯，催著寫作業，催著睡覺，自己沒有一點自由玩耍的時間，想看課外書沒空，想畫畫沒空，想看電視沒空，就這樣天天催促著。高中生的日子比這更緊迫。唉，人生大都如此，誰又能擺脫這人世間的悲哀？」

為了緩解學生的學習壓力，降低學業所致焦慮，網路遊戲、科幻小說和垃圾食品，也趁勢入侵校園，讓孩子飢不擇食，也讓家長和學校感到十分頭疼。

如今的孩子表面上過著衣食無憂、幸福快樂的生活，其實更讓人心疼。就像是溫室裡培育的花朵，本來抗壓能力就差，還要承受龐大的學習壓力和家長的期望所帶來的壓力，以及生活上的各種誘惑和重負。一邊是溫柔鄉，一邊是煉獄場。既把他放在溫室內裡養著，又把他扔到殘酷的環境中熬著，冰火兩重天，不出問題才怪！

孩子出了問題，如未能及時開導，久而久之容易造成憂鬱、焦慮等心理疾病，對未來的生活失去信心。此後不久，我和一名想自殺的高二女孩母親發訊息時，再次建議她要理解孩子，家長不要動不動就流露傷心的樣子。現在的孩子都很乖巧，懂得很多道理，父母的焦慮和對孩子的不寬容，是懸在孩子心頭上的一把尖刀。孩子必定還小，他們的思想和心智尚處在發育成型階段，很脆弱。看似一件普通的小事，突然落在他們的肩上，也許就是天大的事。

每一個自殺孩子的背後必然蘊含著難以啟齒的極大痛楚。他們不是不

第三篇　實戰與思考

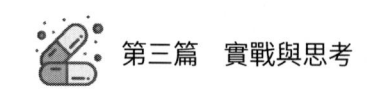

想活下來，而是心中的苦悶無人可解，無人可訴，求助無門，欲哭無淚。自殺的孩子，內心都很善良，很膽小，很脆弱。

有人問：那麼高的橋，那麼高的樓，孩子怎麼敢跳下去啊？當一個人覺得生無可戀，活著就是一種痛苦煎熬，自然就會想著一勞永逸，以死來結束自己的痛苦。有個寓言故事叫「涅槃重生」，是指鳳凰經歷烈火的煎熬和痛苦的考驗後，才能獲得重生，並在重生中達到昇華。寓意不畏痛苦、義無反顧、不斷追求、提升自我的執著精神。

死即是生，死是痛苦和暫時的，卻能獲得永生。就如母親一朝分娩，雖然撕心裂肺，卻能誕生新的生命。基於這樣的認知，跳下去就無須多大勇氣，只須希望和信仰。玄幻小說宣揚的不正是這樣的思想嗎？

第六節　「張某自殺」解讀與反思

一、張某事件

拙作《溺愛給孩子帶來什麼》剛發表，妻子就向我轉發一篇留美學生憂鬱自殺的文章，不然我還不知道「張某事件」。趁著下午有空，就上網搜尋，看到了不少媒體和心理學同行發表的評論和報導，對「張某事件」大致有了一些了解。

在人們心目中，張某是一個陽光、資優男孩，前程一片美好：托福考試離滿分僅差 2 分，被素有「美國南部哈佛」之稱的埃默里大學錄取，只是才讀到第二個學期，竟然走上不歸路，這是人們萬萬想不到的。

二、孩子心目中的父親

有證據顯示，張某是一名憂鬱症患者，直到他赴美留學前，憂鬱症還在「好轉中」。

一提到憂鬱症，也許馬上就有人想到是不是原生家庭所致，或者遭遇學習壓力或校園霸凌，甚至愛情受挫。在媒體報導中，張某的父親在家庭教育中，鼓勵孩子自主、獨立，即人們常說的「做自己」。張某也曾經對媒體說過：「一直以來，父親對我沒有功利上的要求，只要求我觀念要正，要成為一個善良的人。他對我唯一的希望就是，我能夠成為找到自己的人生價值和人生目標的人，只要我自己開心就好。」

張某不僅在學習上全能，課後生活也充滿活力，他興趣廣泛，善解人意，EQ極高，而且熱心助人，致力公益，形象簡直完美。張某自己也說：「我爸很少會反駁我的決定，在教育我樹立正確的是非觀後，我基本就是自己負責自己的人生。」

但人們好奇的是，這麼一個德才兼備的孩子，怎麼可能憂鬱呢？無論是家庭、學校、社會，對張某的愛都是無微不至的，他有什麼理由憂鬱呢？許多網友想不通。說實話，一開始我也想不通，後來我漸漸明白了是怎麼回事。

三、偏執的父親

因為張某的離世，其父被推到了輿論的風口浪尖。張父究竟是怎樣一個人？在張父的描述中，周圍的親友都離開了他，他無法與人正常打交道，妻子也在剛生下孩子後不久就義無反顧地與其離婚，他的人生很失敗。

這難道是張父性格過於偏執造成的？為了證明自己，孩子成為他唯一

第三篇　實戰與思考

的希望，他把所有精力與熱情全都花在培養孩子上面了。他為此辭去了高薪工作，賣掉了市中心的房子，帶著張某去了偏遠郊區，成了一名全職奶爸。

18 年來，張父沒有固定收入，學會了自給自足，學開墾、種菜、賣雞賣魚、撿破爛，父子相依為命。17 年做飯不重複，親手做玩具，用胡蘿蔔雕刻 25 萬個英文字母，讓兒子學習。

從張某出生之後到三歲，張父故意不跟他說中文，一直是「全英文交流」。3 歲之後開始筆談，小孩不允許說話，只能拿筆寫出自己的訴求，培養孩子的「溝通能力」。張某要吃點什麼，只能用筆畫出來，否則張父就不予理睬。為了「鍛鍊孩子的自理能力」，更為了籌集學費，父親要求 8 歲的孩子獨自為 50 個粉絲做飯菜。

高中時，張某進了學費高昂的私立學校，張父要求孩子去同學家玩的時候，同時兼顧收破爛的責任，要帶廢品回來賣錢……他把自己與兒子的日常生活記錄下來，為此他拍下 20 萬張兒子成長過程的照片，拍壞了五臺照相機。張父還專門為兒子建立了一個博物館，從孩子出生的第一雙鞋、第一件玩具、學習筆記、試卷、畢業證書、各種獲獎證書、獎盃等等，分類陳列……

大數據顯示，單親家庭成長的孩子心理不健康的機率遠遠高於正常家庭的孩子。其實，孩子心靈扭曲的種子早在他們夫妻離異的時候就已經種下了。

傾巢之下，豈有完卵？有高學歷、高素養的張父，難道連家庭破裂對孩子造成多大的傷害都不知道？父愛能取代母愛？加上父親的畸形人格，怎能培養人格健全的孩子？為了迎合公眾，更為了獲得社會更多的贊助，

父子倆必須以最佳的狀態出鏡，力求為粉絲們塑造理想化的形象。

　　張父在網路上發表了近千篇育兒文章，粉絲有一百多萬，成了一名頗有名氣的育兒「網紅」，他因此被邀出席各種育兒座談會，成為媽媽圈追捧的名人。

　　有網友說：「奇特的教育方式成了他的人設和賣點，獲得了很多粉絲和讚美，這激勵了他，讓他在這條路上越走越遠。」當然，孩子的人格和心靈也被父愛綁架同行。事實上，從孩子出生起，就被人格偏執的父親當成實現自我價值的「試驗品」，讓孩子失去了最天真、最真實、最快樂的童年。在長達十八年的育兒過程中，父親偏執的人格淋漓盡致地表現了出來！這是否意味著張某也同樣承受了18年的精神桎梏？

四、被高高托起的「神」

　　在「張某展覽館」，秀出的都是兒子的優點，而不是缺點。然而，任何東西都是一分為二的，有多少陽光，就有多少風雨；人有多少優點，一定會有多少缺點。而且優點越突出，缺點就越突出，這似乎是任何人都逃不過的對立統一規律。可是張某的缺點在哪裡？沒有呈現在公眾面前的缺點恰恰才是最可怕、最致命的。

　　學習如戰場，沒有常勝將軍。獨領風騷的資優生，也有遇到挫敗和情緒低落的時候。然而，被高高托舉的張某，只能成為眾人仰慕的偶像，哪怕內心熱情澎湃，哪怕天崩地陷，也得裝模作樣地笑著面對。不僅被學校視為標竿，父親為他精心打造的「博物館」更是讓他沒有退路；即使內心波濤洶湧，也無處釋放；縱然內心多麼委屈和無奈，可父親在他眼中高大偉岸，盡善盡美，又豈能把氣發洩給父親？

第三篇　實戰與思考

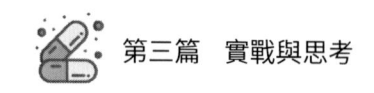

五、愛得令人窒息

被推上神壇後，高處不勝寒；被父親關注的背後，是無處發洩的鬱悶。張某自殺後，張父向張某的同學寫了一封信 ──〈致埃默里大學 Dave 的同學們〉，裡面有幾句話，也是令人費解的，或者說是超出常情和常識的。張父在信裡說：「張某 12 歲的時候，曾經寫過一封信給我，信裡說：『你要學會對我 say no。』我回他，兒子，猜想爸爸這輩子是學不會這個了。所以，他一生中所有的決定，我都是無條件地尊重、認同、接受，包括這一次，他最後的這個決定。」

張某要求父親對自己說不，是否已經感到如山一般的父愛對他構成了壓力？如果張父能享受自己的快樂，比如找個女友一起生活，孩子或許會輕鬆得多。假如父親對孩子「say no」，也許張某就不會背負沉重的精神枷鎖。這種日積月累的精神重負，讓他不堪承受，繼而成了壓倒駱駝的最後一根稻草。

六、失去母愛，萬箭穿心的痛

學業的繁重，加上心靈的苦悶無處發洩，就像一艘不知疲倦的戰艦，在戰場上日夜拚殺，卻得不到替補和修整，還能續航多久？

孩子究竟遇到什麼過不去的坎呢？我不敢臆斷，但孩子 1 歲就失去母愛，這是事實。作為一個單親家庭成長起來的孩子，張某的父親做得再好，也無法取代母親在孩子心目中的地位。

在聊及這個沉重話題時，多年來默默關注隔代教養兒童和單親孩子的小學教師朱利深有感觸地告訴我：孩子最幸福、最有安全感的就是母愛，小孩子都會向媽媽撒嬌、耍脾氣、要賴。如果沒有媽媽，孩子的心裡話或情緒就無處表達，這是任何人都替代不了的，孩子的內心也無法接受命運的不公

平,從而產生自卑心理。只有媽媽的柔軟細膩和關愛能讓孩子的情緒得到充分的釋放。缺失母愛的孩子會嫉妒別人有媽媽,因為這是他的痛,無處可說,更知道無法重來,除了繼續努力,更多的是抱怨、嫉妒、自私、自卑、內向。假裝強大,不需要關心,其實是恐懼、缺乏安全感。內心既渴望擁有媽媽的懷抱,又恨「媽媽」這個稱呼。生活中再美好的事情對於孩子來說也是有遺憾的、不重要的、沒有色彩的、無所謂的。這樣的孩子很懂事,但是內心真的很累、很痛苦,沒有一分一秒真正的幸福快樂和滿足。

孤獨、無助、恐懼、嫉妒、對媽媽的愛恨交加、刻骨的思念和幻想,這些情感都會發生在張某的身上,而且刻骨難解。

我1歲喪父,雖然長輩們說我父親如何如何,但我畢竟沒有記憶,所以對父親沒有恨,只有無盡的思念。只要聽到別人叫聲「爹」,眼眶就會溼潤。我曾無數次幻想過父親一天突然來到我身邊,哪怕落魄而歸,只要能見上一面,此生無憾。可是,沒有可是,父親早已離開人世。

我想張某也有同樣的情愫。但我與張某不同的是,我可以透過文字向世人傾訴自己對父親的思念和愛恨,也可以表達自己的無奈,而張某卻不能。他無處可訴,也不敢說出來。因為他是被高高托起的陽光、剛強、自律、善良、孝順、富有愛心、積極向上的偶像。父親越是對他好,他越會渴望媽媽的愛。這種刻骨的思念,沒有任何人能夠幫他解決,也沒有任何人可以代替。特別在功成名就後,對母愛的渴望更加強烈,對母親的情懷是孩子永遠的傷痛。

七、流星隕落

對媽媽的刻骨思念和對媽媽狠心拋棄他的憤恨深深交織在一起,折磨著他幼小的心靈。然而,這脆弱的一面不會展現在公眾面前,父親也不會

把兒子的缺點、弱點展示給人看，展現的只有百分百的健康陽光。何況孩子也不敢向父親傾訴對母親的思念，因為他怕戳痛父親。如此一來，張某的弱點或負面情緒就沒有表達的機會。

隱藏、隱忍不發，痛苦地接受父愛，違心地接受大眾給他的各種讚美。如此超負重下成長的張某，心靈必然扭曲，成為一個失去靈魂的軀殼。被壓制的能量最終會在某天打破平靜，推垮了他的理性防線，患上憂鬱症也就不足為怪。

為了張父育兒有方的完美形象，父子倆必須守口如瓶。然而在小範圍內，張某並沒有隱瞞自己的病情，而是及時求醫，但沒有得到有效的治療。

憂鬱症不是絕症，只要得到正確的心理介入、社會支持和藥物控制，完全可以走出來。可是，心理醫生沒有幫助孩子正確認識憂鬱症的原理和心理規律，沒有幫助孩子正確管理情緒，以至於孩子想憑自己的主觀意志力去壓制和堵截內心深處湧出的憂鬱情緒，這無異火上澆油，推波助瀾。

不妨設想：如果從正面堵截波濤洶湧的黃河，結果會如何？

自認為靠硬撐、堅強、負重就能抵禦憂鬱的衝擊，錯！大錯特錯！

古人說：「天作孽猶可恕，自作孽不可活。」張父固然有錯，但情有可原，而張某自己呢？以他的智慧，應該懂得「疏而不堵，道法自然」和「大禹治水」的典故。

一顆閃爍的流星就這樣隕落了，它在夜空劃出一道絢麗的光芒，卻留給人們長久的惋惜。偶像和標竿在一瞬間崩塌，育兒粉絲們的內心一下子無法接受這種改變，失落、痛心、震驚……

第二十一章　實踐與思考

八、我的思考

　　育兒是一門學問，也是當今談論最多的話題。但願張某的死能喚醒國家對家庭教育和憂鬱症治療方向的深刻反思，能喚醒千千萬萬望子成龍的父母的回頭。張某事件，與我最近接二連三接觸的案例如出一轍，只不過，張某走了，更多的孩子和更多的家庭還在重蹈他們的覆轍。

第七節　愛子女就是守護家

　　曾經看過大馬哈魚不遠萬里洄游故鄉產卵的影片，場面十分悲壯。不管道路多麼艱辛，縱然粉身碎骨，也要前行。看後頗為感慨！

　　動物可以為子女拚死拚活，可是我們人類呢？

　　每個父母都有著不同的性格，甚至有著迥然不同的價值觀。

　　在我過去16年的線上線下心理諮商中（大多是帶著問題來垂詢，並非真正意義上的諮商），無數個孩子把他們千瘡百孔的內心呈現在我面前，讓我躺在床上輾轉反側，失眠了一夜又一夜。這些孩子暴露出來的最大和最為隱祕的心理問題，就是缺愛。

　　隔代教養兒童、單親家庭的孩子，成為家庭破裂或家庭離散的直接受害者。這種無法彌補的傷痛，讓孩子活在極大的痛苦中，有的孩子甚至因此早早離開了這個傷心而又萬般無奈的世界。

　　雖然孩子自己不知道是父母為他帶來的傷害，孩子不會指責父母的不是，父母也不會知道自己的任性和出外打拚會對家庭，尤其是對孩子帶來

多大的傷害，但若干年後，這種潛在的傷害開始顯露，成為家庭的毒瘤，並且以磅礴之勢吞噬了一個又一個幼小的心靈。

父母的偉大，在於磨平自己的價值觀，彼此適應對方；父母的偉大，就是為孩子保住完整的家；父母的偉大，就是呵護孩子的心靈家園；父母的偉大，就在於為孩子營造一個溫暖的家。

家和萬事興。家庭完整，家庭和睦，家庭溫馨，無疑會讓孩子內心安寧，健康成長。如果家沒了，如果家庭不和，鬧得雞犬不安，人人自危，誰又能安心學習和工作，誰又能靜心理性地思考人生？每個家庭成員都恨不得離開這個家，離開是非之地。

愛孩子，就要守住孩子出生的家；愛孩子，就要為孩子營造一個溫馨和諧的家，而不是為了耍自己的小性子。人一輩子，如果「投錯了胎」，選錯了父母，原生家庭對我們帶來了痛苦，這是無法選擇的輪迴。我們上學了，讀書了，談婚論嫁，生兒育女了，往往這都是自己的選擇，而不是原生家庭決定的。尤其離婚和夫妻雙雙去異地工作，這更不是原生家庭決定的，而是我們自己決定的。

俗話說：寧可在家累著爬，也不願離鄉背井、拋家棄子樂逍遙。

不要說你是為了替孩子創造物質條件，孩子不稀罕。即使你為他營造了金碧輝煌的大廈，對孩子來說，也不值得留戀，只會覺得心寒。故居雖殘破，但也是孩子最值得回味和感到溫暖的家。

第二十一章　實踐與思考

第八節　憂鬱的生命之光

我一直在思考憂鬱症究竟是什麼。直到這本書基本完稿，我才有了新的答案。

無論強迫症，還是恐懼症，它們都有特定的對象。比如餘光強迫、手抖強迫、口水強迫、強迫關注等等，都有明顯對象；恐懼症也是這樣，害怕什麼，在哪個地方害怕，也有明顯的害怕對象。而憂鬱症卻沒有。

從憂鬱症患者發的文章或線上留言看，都沒有特定的對象，每個人描述的起因都不同，有的是學業問題，有的是校園霸凌，有的是工作不順，有的是債務危機，有的是生活困境，有的是慢性疾病，有的是人際障礙等等，但他們最後的結論卻一樣：憂鬱了，不願動，無力感，對人生沒有盼望，沒有明天，活得沒意思。

憂鬱症究竟是什麼？其實跟遊戲闖關一樣，憂鬱症有兩關需要過：一個是壓力（包括客觀壓力和主觀壓力），另一個是情緒（包括右腦情緒和左腦情緒）。這兩關闖下來以後，人肯定累了。不管是心累還是身體累，最後都是軟綿無力。因為他高度關注自己的身體或者心理，他們確實有一萬個理由關注自己的心理和軀體化問題。

如此高度關注自己，如此過度內傾，導致他們對外界的一切都不感興趣，所以感到無望，感到渺茫。為了闖關，他們不分晝夜，沉浸在自我的世界裡。他們的作息全部顛倒了，他們的生活全都紊亂了，最後一敗塗地，一事無成。因此，他們恨自己沒有成就，恨自己無力和無奈，開始覺得對不起家人，浪費了這麼多寶貴的青春年華，更加不能寬恕自己。這時候，如果你去鼓勵，你想替他打氣，你叫他「加油」，等於把他推入油

第三篇　實戰與思考

鍋，讓他痛苦穿心。

你要他加什麼油啊！他現在這個樣子，就像跑了1萬公尺，人都累趴下了，你還要他加油？正因為他一路暗暗發力，自我鼓勵，自我打氣，自我喊著「加油」，才導致自己這麼累，這麼崩潰。努力，卻一無所獲，才如此傷心，如此憂鬱。之所以累，就是為了闖關。生活壓力這麼大，自己的情緒這麼堵，不衝過去怎麼行！其實，在對待壓力方面，很多人會不自量力。在外人看來，你根本沒那麼大的壓力，是你自我加壓（主觀壓力），自己替自己設定這麼大的壓力，是你自作多情，自己用繩子往自己的脖子上套。

有的人心比天高，自己的能力卻跟不上，導致屢戰屢敗，一敗塗地。現實如此糟糕，理想高不可攀，落差如此之大，叫我情何以堪？所以你怪自己命不好，怪自己運氣差。恨自己這麼努力還受打擊，怪老天不公，怎麼能虧待一個勤奮好學的人呢？恨人不理解，怎麼能如此輕視一個好人呢？從小我那麼聰明，那麼善解人意，那麼乖巧，但為何卻落得如此下場？恨老天不公，恨人心險惡。

即使生活壓力能僥倖闖過了，但個人的情緒這關，不是容易衝過的，古今中外有幾人能闖過「自我」這道關卡？雖然努力了，但翻騰了半天，你也不知道自己搞錯了方向。就像一隻闖入屋子的小鳥，老是撞窗玻璃，竟然想從那裡衝出去。你不知自己是以卵擊石，自不量力。

憂鬱症患者都很聰明，但聰明反被聰明誤，作繭自縛啊。任何一個人身在山中，跌入坑中，都會變成井底之蛙，看不到真相，看不到真實客觀的世界。儘管如此，卻沒有一個患者能發現自己看走了眼，反而更加執著於自我，乃至於夜郎自大。其實井底蛙不是看錯了什麼，頭頂上的一片烏雲，怎會看錯？也不是看問題的角度問題，即使360度轉角，頭頂看到的

還是一片烏雲。高度能決定視線的廣度，除非一步步登高，從井底上升一點，看到的廣度就會多一點。只有上升到井口上面，才能看到全景，看到開闊的世界。

然而，憂鬱症患者不會這麼想，他們認為求人不如求己，覺得自己都這樣了，什麼辦法都嘗試過，什麼決心都下過，但屢戰屢敗，無路可走，別人也根本幫不到我！除了服藥。他們不知道，心結是無法自解的；他們不知道，必須靠智慧引路，否則可能被困死在黑暗中。

為什麼舉著火把反而找不到出口？因為火把會掩蓋遠處照進來的微弱之光。只有放下，才能找到光明。可惜憂鬱症患者幾乎都失去了這種智慧，因為他們沉溺於自以為是的世界裡。所以古人採用棒喝，把愚痴的病人「打」醒。要不是一本傳統文化的故事書，我就是想破了頭（我都想了幾十年）都不能明白原來放下執迷，竟然那麼簡單。

人幹麼要走絕路呢？當然是無路可走。誰能知道，照著火把都不能找到出口，反而熄滅火把才能找到希望？被困的小鳥朝著光明的玻璃窗飛去，竟然是死亡之路。原來生命之路，都在我們放下執著後，才展現在腳下。感謝傳統文化打開了心靈之窗，讓我們從此走向光明！

第九節　扎根生活才有動力

憂鬱症患者要想獲得生活動力，就要播下善良的種子，而不是惡性種子。播下善良的種子，你就會收穫正能量；播下惡性的種子，你就會收穫負能量。

第三篇 實戰與思考

　　為人不做虧心事，半夜不怕鬼敲門。如果你行善積德，到處播下善良的種子，晚上就會睡得踏實，心安理得。發現地上有塊西瓜皮，把它放到垃圾桶裡去；看到有人踩踏草坪，給個溫馨提示。在家種點花，培育生命，也是播下善良的種子。鮮花可以美化環境，感受生命的成長。下班時感受生命的意義，能吸引我們的注意力；出差時，想到家裡的花草，沒有人幫它澆水修枝，就有一絲牽掛。

　　播下種子，就有一份守望。播下罪惡的種子，是一種內疚的牽掛，無盡的擔憂。播下善良的種子，就是一份美好的牽掛和希望。只要有希望，就會源源不斷產生動力。

　　海龜下蛋後，航行的耐力或速度倍增。為了照看龜寶寶，不管海龜身在何方，哪怕萬里海洋，也會游到龜島，守護孩子們。

　　冬泳者從冰冷的水裡上岸後，臉上都掛著自豪的笑容，向他人傳遞正能量。禮讓行人，尊老愛幼，愛惜花草，保護環境，敬畏自然，都是在播下善良的種子，傳遞愛心。

　　你也可以先答應別人做某件事（並非隨意許願），答應了別人，其實就是在播下種子，你就會記在心裡，念念不忘，條件成熟或機會來了，你就能夠幫助別人，而且你還會創造條件，逮住機會。這些機會以前與你失之交臂，因為與己無關，所以視而不見。自從心裡許下願望後，你才會留意身邊的機會。其實，只要答應了別人，很多事情你不得不做，從而讓你的生活更有幹勁。

　　播下愛的種子，就會收穫愛。付出的愛越多，越會感覺幸福，就會覺得自己是一個對他人有用的人，而不僅僅只是為自己活著，就會覺得自己的生命更有價值和意義。

　　被愛感動的人，也會產生生命的動力。比如看到別人冬泳，在冰冷的

水中暢游，會讓人深受鼓舞。但這只是靠別人牽引，並不久長。只有主動去愛別人，才會產生永久的推動力。比如答應別人，就是一份責任，一份擔當，就會變成前進的動力。對我來說，只要答應過別人，我必須做到。答應過別人，就有如泰山一樣的責任擔當，逼著我往前衝。

有時尊嚴比生命還重要。對我來說，我決定做什麼，就先答應下來，接著天道將會源源不斷為我提供動力。

我答應過母親會堅持冬泳，答應過親人會堅持冬泳，答應過朋友，也答應過讀者，冬泳將是我一生最愛的運動，這是一個男人的承諾，我必須做到。所以克服冬泳的困難，不在話下。

吃苦耐勞，這個詞也告訴我們，人只有多吃苦、多磨難，意志才會更加堅定，生活的信心才更加充足。吃苦耐勞，可以讓人延年益壽，可以讓人頑強面對，禁得起風吹雨打，經得起殘酷環境的考驗。溫室裡的花朵，能在外面存活多久？久經風雨的野花活得更長。

只有忍辱負重，才能產生強大的動力和能量。就像彈簧，壓力更大，彈力更足。越王勾踐正是因為被吳王百般凌辱，才臥薪嘗膽，矢志不渝，練就鋼鐵一般的意志，終於以弱勝強，一舉把吳國消滅，改寫了歷史。

第十節　孤獨導致憂鬱

有一種最容易被人忽視的軟暴力，那就是孤獨。現代社會越來越多的老人孤獨地死去，越來越多的妻子被丈夫孤立，越來越多的孩子被孤立，陷入自閉……孤獨問題逐漸成為一個全社會的難點。

第三篇　實戰與思考

　　「出門一把鎖，進門一盞燈，聊天靠電話，相伴只有狗」是鄉下老人生活狀態最真實的寫照。他們的生活就像圍繞村子的大山一樣，看不到盡頭，看不到出路。他們的孤獨與寂寞，同樣無窮無盡，很多老人忍受不了孤獨，又不想連累子女，只能憂鬱而死。

　　有個大嬸告訴我一件事，她曾侍奉過一位半身不遂的老人。這位老人無法行動，也不能表達，雖然有吃有喝，有人照顧，每天卻痛苦地活著。她問老人是不是想念自己的兒子？老人拚命點頭。老人只有一個兒子，在國外當教授，雖然每年寄來足夠的贍養費，但老人卻感到非常孤獨。

　　住在某城的瑤女士打電話給我，訴說自己的丈夫幾年不回家，拋家棄子，吃喝嫖賭。「又逢疫情期間，在外『鬼混』，很容易感染新冠，我每天擔心害怕。我可怎麼辦？」

　　丈夫的離家出走替家庭帶來不確定性和風險。本來就憂鬱的她，加上留學美國的孩子暫時不能回國，讓她感到無限牽掛和焦慮，導致食不甘味，夜不能寐，精神幾乎崩潰。

　　網友娟子說，丈夫在家裡一句話也不說，每次問他，都是默不作聲。他不再跟我鬧，也不再跟我爭，就這樣十多年過著冷戰的生活。老公本來就少言寡語，裡裡外外的人，都說我的不是，都說他為人老實，道理全都倒在他那邊，我的委屈無人可解，傷心無人可訴。我遭受丈夫冷暴力這麼多年，心裡好苦。

　　這個看上去高貴富態、堅強的女人，子女都在外地工作，一個人飢一頓飽一頓，日復一日，年復一年，孤單寂寞地活著。

　　昊昊在鄉下的國中讀書，父母離異後，各奔東西，把他留給體弱多病的奶奶。聽到同學們的歡聲笑語，看到別的孩子都有父母的疼愛，他羨慕

第二十一章　實踐與思考

極了,也漸露自卑,慢慢開始疏遠同學,只是站在遠處看著同學們在操場蹦蹦跳跳。昊昊心裡很痛苦,卻無法自解;心已冰涼,卻找不到溫暖,只有透過虛幻小說尋求慰藉;人很孤獨,只留下傷心和無奈。那天他從樓上跳了下去,結束了花一樣的生命。

一位百歲老人告訴我,她很孤獨,想去死,卻又怕影響兒孫的名聲,每天又哭又鬧,目的就是想引起別人的關注和陪同。由於行走困難,只能在家待著,或孤獨地坐在椅子上看著屋外,或守著床歪著頭望著牆。老人雖然兒孫滿堂,但他們都在外面忙,平時沒有人陪她,只有到了過年,晚輩們才前來拜年和問安。

我曾問過許多行動不便、備感孤獨的老人,問他們為何不去養老院,那邊人多熱鬧,每天都有人陪著說說話。老人們說,兒孫們都要臉面,大都不同意老人去那裡,老人只能像籠子裡的鳥一樣孤獨地等死。

我 97 歲的母親,也跟我說著同樣的苦。不是沒吃沒穿,就是沒有人陪同。想起幾年前她跟著哥嫂去異鄉一個荒僻的養魚場,一待就是兩年。每天就像坐牢一樣,盼星星盼月亮,只盼望見到故鄉人說說話。每每想起,我都會潸然淚下。幸好母親信佛,心中有個寄託,青燈下梵音繚繞,心求安寧。幾年後哥哥終於在家鄉承包了一口養魚池,雖然價格昂貴,但終於落地生根了,母親也心安了。

曾經有人問我:在家庭暴力中,你認為肢體暴力和軟暴力,哪個對人的傷害更深?

肢體暴力傷害的是人的肉體,軟暴力傷害的是人的靈魂。肉體上的創傷可以癒合,心靈上的創傷卻不容易癒合。尤其孤獨,堪稱家暴之最,殺人於無形。不同於可見的肉體摧殘的家庭暴力,也不同於暗示威脅、語言

攻擊、經濟封鎖、性控制等冷暴力，孤獨是指用孤立的方式給對方精神上的折磨和摧殘。

有的人受挫後，會以一種極端的方式進行自我封閉，自我禁錮軀體和精神的自由。這種自虐方式更加瘋狂，更加殘忍。孤獨產生的龐大心理壓力會使人的精神接近崩潰，或者憂鬱而終。

孤獨，猶如把人鎖在沒有生靈的地方，看不到陽光和天空，讓人清醒地感受生不如死的寂寞和憂鬱。

第十一節　諮商師的筆記

每天都接到這樣的求助：老師，我的孩子有心理問題，有精神問題，請您幫忙看看吧。

現在很多家庭的孩子，只要跟家長鬧矛盾了，只要不願意讀書，父母就認為孩子有心理問題。理由是孩子通宵達旦玩手機，白天睡大覺，晚上熬通宵，父母心裡在滴血。

說穿了這些孩子就是跟不上學習進度，開始厭學，不想去讀書，年紀又小或者沒有自立的本事，只能窩在家中打發日子。

喝酒、吸菸、喝茶、打牌，這些大人降低焦慮的方式，孩子都不會。孩子要麼看電視，要麼吃零食，要麼玩遊戲。

李明高中沒有畢業，煩不過父母的嘮叨，謊稱出去工作，在外面租了房子，向親戚借了一點錢，貸款了幾萬元，混了兩年，實在混不下去了，

第二十一章 實踐與思考

又回到家裡。他雖然長得一表人才，卻無臉見人，更無臉面對父母的期待。每天躲在家裡閒置的一間房子裡，「畫伏夜出」，幻想美夢成真。

並不是每個孩子都能出類拔萃。成績好的孩子成了眾人追捧的鮮花，成績差的孩子變成了襯托的綠葉。誰都想當主角，不願當配角，但現實是殘酷的，不可能人人優秀，不可能每個人都能考上第一志願，人與人之間總得有差異。

有不想讀書的，有拚命讀書的。如今什麼不如意的事都推向生活壓力大。記得1970年代，工作生活也沒有什麼壓力，人們以貧困為榮，衣服打的補丁越多越自豪。但在那個年代，儘管國家鼓勵送孩子讀書，但也有很多孩子讀不下去，就跟老師和父母唱對臺戲。

讀書好的人總是那麼幾個，大部分孩子一般般。為什麼過去就沒有多少精神病人呢？更沒有現在這麼多的心理問題呢？因為那時候家庭子女多，勞動強度大，家長沒有時間管孩子，基本都是「放任自流」。

孩子沒人管，卻也沒有發現有幾個孩子走向歧途。現在卻不同了，物質生活提高了，精神生活豐富了，工作強度降低了，人們觀念也發生了變化，不再以貧為榮，而是以窮為恥。考上好大學，成為物質追求和門庭顯赫的重要臺階。為此父母們省吃儉用也要把子女培養成才。

然而，在望子成龍的家長的精心培養下，並非所有的孩子都能讓父母滿意，也有許多孩子力不從心，與父母的期待相距甚遠，甚至有的誤入歧途，有的成為精神問題者。

不久前有個家長跟我說，他的孩子不想讀書，幾年來一直跟父母對抗，他懷疑孩子有精神問題，但又不能綁著孩子去醫院，怕傷害孩子。心裡很矛盾。

孩子見到我後一味地苦笑，說父母不理解他，但又同情和理解父母，因為父母都沒有受過好的教育，理解父母含辛茹苦就是為了他。

沒辦法，心裡難過，只有一天到晚拿著手機。白天又害怕父母看他不順眼，就躺在床上睡覺，晚上睡不著，就通宵達旦地玩手機。

生理時鐘大反轉，似乎成為當代年輕人的一大特色。你說孩子有精神問題嗎？我認為沒有。如果認為心情不好就是心理問題，就是憂鬱症，如果跟父母作對就是躁狂症，那麼這個世界滿大街都是精神病。如果總是對父母言聽計從，逆來順受，沒有一點脾氣的孩子，正常嗎？這樣的孩子身心真的健康嗎？

憑著多年的實踐經驗和人生感悟，我發現很多「問題孩子」身上出現的所謂異常表現，其實是因為遭到了學校和父母不公正的對待，自己的想法或慾望一次次被否定和拒絕，導致思想偏激，情緒激越，但這都在正常範圍內。事實上，與父母、與老師對抗，並非就是孩子心理有問題，往往是一種合理的情緒發洩。

第十二節　歷經苦難，初心不改

週末早上，我躺在床上，懶洋洋的，沒有興趣沒有動力，不想起來。以往我不是這樣，今天為什麼會這樣？其實是因為在我的潛意識裡面有一個東西。

早上起來後就會去江邊游泳，這是我的習慣，但昨天我在那邊受了

第二十一章　實踐與思考

「傷」，與別人發生過不愉快的爭執，心裡一直波瀾起伏。此刻，我的潛意識就啟動了自我保護機制，不想讓自己再受同樣的傷害，就用「盾牌」保護自己，讓我懶洋洋地沒有興趣，沒有動力。剛好上午有個來訪者告訴我，她總是不想吃飯，不是為了減肥，而是覺得一個人在家，做飯、吃飯沒有興趣，工作缺乏動力，也不覺得餓。我就跟她說，不管怎麼樣你都要吃飯，至於吃多少，是另一回事，但你必須吃，這是態度問題。

我 97 歲的母親曾經告訴我：不管生活如何艱難，都要勇敢前行，而不能退縮，否則就會被厄運牢牢黏住。就像我的心很累，我不想去參加聚會，因為沒有興趣，所以我不想動。如果去參加聚會，又會怕自己再次受傷。其實這都是人的自我保護機制在發揮作用，從而讓人暫時失去興趣和動力。正如今天早上我不想去游泳，但我的潛意識沒有不想去游泳的想法，只是我不想動。

於是我用秋水理論進行分析和推斷：為什麼今天早上我沒有任何興趣，沒有任何動力，躺在被窩裡不想動，而以往勁頭十足，一到早上，就像一匹即將衝上戰場的戰馬，興奮不已？當我明白其中的原因以後，我開始教她如何重整旗鼓，並且把媽媽說給我聽的話稍加修改後轉告我的來訪者：如果晚餐長期不進食，很容易導致腸胃功能減退，交感神經自我關閉。如果天天窩在家裡，不敢面對現實，你對現實就會感到越來越害怕，社會功能就會逐漸減退。

她說自己還沒有到那種如果不面對現實就會產生嚴重後果的地步，所以她選擇不面對。她還說，我母親之所以選擇勇敢面對，並不是她堅強，也不是她有智慧，是她當時沒有退路，不得不面對。

她說的沒錯。我母親是因為有幾個嗷嗷待哺的孩子，她別無選擇，只

第三篇　實戰與思考

有面對，只有努力和堅強，不能退縮。母親是被命運逼得不得不勇敢面對，因此迎風破浪，闖過了一道道艱難險阻。在艱苦實踐中形成的經驗，可以變成人生的寶貴財富。無論遇到什麼難題想退縮時，你的智慧就會告訴你：如果我不去面對，我就會慢慢產生惰性，很多功能就會逐漸退化。只有面對困難，才能戰勝困難，我不就是這樣走過來的嗎？

當兒女們都已成家，我母親再也沒有大的壓力時，她依然選擇面對。比如被晚輩們氣了，她不會生悶氣，更不會氣得不吃飯。她知道，只有接受困境，逆行而上，才不會被命運淘汰出局。母親知道自己只有站起來，才能改變自己的命運。因為我母親悟出了生命的真諦，懂得生命不息，奮鬥不止的道理。

母親還告訴我，她從不怪命運不公，從不怪這怪那，因為那都是弱者為自己找的理由。然而，現在很多人，尤其面臨學業壓力的學生，一旦成績出現下滑，就怨天尤人，就開始頹廢。其中的原因並不是沒有能力，而是潛意識關閉了能力。就像今天早上，我不願動，並不是我身體不行，而是我的精氣神出了問題。

我也曾衝破過一個個風浪，波浪滔天，令人望而生畏，但真正面對後，才知道並非想像中那麼困難。活得明白的人，如果陷入困境，或感到生活沒意義時，即使迫不得已，也會帶著煩惱和厭倦去生活，因為過去的經驗智慧告訴他，人生的意義都藏在接受和面對之後。

如果你想等解決了煩惱，或者等你覺得生活有意義後再去面對，你就會發現生活會變得越來越沒有意義。即使有意義，也只是暫時的、階段性的。只有面對現實，你的煩惱才會一個一個被解決，你才會覺得生活越來越有滋有味。可有一些人，總是翹首以待，企圖等沒有煩惱，等諸事順心

第二十一章 實踐與思考

後,再去面對。到頭來才發現,歲月蹉跎,人生走向昏暗。

正確的態度是,帶著煩惱,帶著厭倦投入生活。每個人偶爾都會受到挫折,偶爾都會覺得生活沒有意義。只有面對現實,只有歷經苦難,才會讓人生變得更有意義。

「當我的煩惱被克服,等我的生活變得有意義,我才有動力和興趣投入現實生活。」、「我現在的情況和當時你母親面臨的是完全不同的。你母親身後有幾個未成年的孩子需要她撫養,這讓她的人生有挑戰,有刺激,有意義。而我沒有擔心的東西,沒有挑戰,沒有刺激,我不知道為誰而活,我覺得生活太無聊了,活得毫無意義。」

生活中的煩惱,不去面對,而是選擇逃避,總是窮思竭慮,你的煩惱會自動消失嗎?

我見過很多優秀的學子,突然變得一蹶不振,甚至變成了問題少年。他們抱著「等我的學業成績上去了,等大家都認可我,等我不害怕了,我才有學習的興趣和動力,我才會去上學」的態度,結果被這種觀念牢牢束縛,陷入惡性循環。

這顯然顛倒了因果關係。正確的態度應該是:等我努力學習後,等我面對了學習環境後,我的成績才會上去,大家才會認可我。生活的意義不是別人給你或者滿足你。如果別人給你愛,社會給你物質,會讓你一時感到開心,但真正的幸福是由自己的雙手創造的。只有歷經苦難才能享受幸福,只有在苦中才能品出甘甜,這才是幸福的泉源。

我們生活在富有的時代,物質應有盡有,可我們的精神世界卻十分貧乏,而我們的父母生活在那個艱難的年代,反而過得有意義。我一直在思考生命的意義,當我看到自己的努力有了一定收穫,看到自己的兒孫都在

逐漸成長，這讓我看到了希望。付出過努力的人，都想看看自己的收穫，對曾經的付出有所期待。

海龜把蛋埋到沙灘深處，以後每天都要爬上岸看一看蛋寶寶有什麼情況。海龜雖然不會說話，但與人的本性卻是相同的。

庭前種了幾株蘭花，每天都要看上三回；樓上種的蔬菜，每天都得摸一摸。付出了努力，播下了種子，人就會有所期待，生活才會有樂趣，人生才更有意義。

每次把原創文章發到社群媒體後，我都會感到愉悅，有所期待，等大家的按讚，這似乎成了一種常態，成了我創作的動力。

看到別人寫的文章後，我也會給予鮮花和掌聲。對創作者的鼓勵，能使之變得更自信，創作更有熱情，人生過得更有意義，更精彩，當然也會讓我們自己變得更高尚。

人生的意義，在於走點彎路，多看點風景，在於一進一退，在於探索。如果什麼東西都等候施捨，一味去享受物質，外求而不內求，人生自然索然無味。只有勞動，才能創造幸福，只有苦難，才能創造生命的意義。

第十三節　與憂鬱的不解之緣

在憂鬱症患者中，有一種憂鬱者潛藏極深，除非自己故意洩密，否則外人根本無法得知。這些隱性（或微笑）憂鬱者，大多是些功成名就的人，他們死要面子，遇到不順，總是硬撐，極力假裝。雖然假裝屬於自我保護，但為了保護面子，傷害的卻是自己的身體。而那些退避在家的顯性

第二十一章　實踐與思考

（典型）憂鬱者，雖然逃避了現實環境，但他們沒有假裝，相當程度上他們放棄了自尊，為的就是要保護自己的生命。

父母看到孩子不出門，就認為孩子頹廢了，心理有問題，而且問題挺嚴重，恨不得立即送往醫院治療。其實孩子並不是父母想像得那麼痛苦，更不會認為自己有病，所以拒絕去醫院看病或看心理醫生。孩子躺在家裡，覺得自己有很多事需要思考，確實不願意去工作，因為他知道父母有包容的實力。何況他也需要以此來折磨或報復父母，這讓他心裡好受點，因為他心裡有氣，一直壓在心底。

如果孩子躲在家裡不出門，就是要告訴你：你們要注意點，我已經有問題了！他已經用自己的行動警告了你們，躲在家裡，把門關起來，就是要向你們宣示：我有事了，有問題，你們看著辦吧。再招惹我，惹急了，我就死給你們看，看你們還敢不敢！為了打發日子，消磨時光，他們通常會玩遊戲、吃零食、養寵物，有的也會暗自拚命學習。

隱性憂鬱者，因為常常樂哈哈，笑嘻嘻，上班照常不誤，吃喝拉撒都正常，人際互動樂觀開朗，所以外人不知道他在偽裝，在表演，極度好勝的外表下潛藏著萬般無奈。活著的每天，大腦的思維和情感都在內抗，都在廝殺，心在滴血，在擔心害怕，生怕被人捅破，被人發現。

微笑憂鬱的自我殺傷性很強。如果有一天他告訴你：「我有憂鬱！」猜想全世界的人都不會相信。這麼活潑開朗、積極向上的人怎麼會憂鬱呢？何況他也沒有憂鬱的條件啊！各方面順風順水，眾人羨慕，怎麼會憂鬱呢？這不是矯情，吃飽了撐著的嗎？

因為他不會磨人，不磨人的憂鬱，不需要別人同情，才是真正意義上的憂鬱。因為他把自己隱藏起來，讓人不知不覺地憂鬱起來。所以那些躲在家裡的孩子，只是心裡有氣，悶在那裡，沒法出氣，心裡只有恨呀，怪

第三篇　實戰與思考

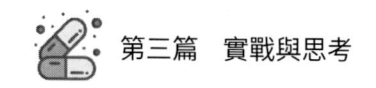

呀，賭氣呀！

怎麼辦呢？當然只有把心中的憂鬱之氣發出去。向誰發呢？只有朝著最安全、最薄弱的地方發出去。無疑，父母、爺爺奶奶和弱者是其發洩的最佳對象。一旦點發，就像一座活火山頻頻爆發火焰，孩子就開始磨人了。發完了，孩子心裡就沒氣了，活火山就變成沉靜的死火山了。既然這樣，你要讓孩子快一點還是慢一點發？如果慢一點發，他在家裡待的時間就比較長。快一點發，也許十幾天，最多一、兩個月就發洩完了。鬱悶之氣發完了，人就輕鬆了，沒事了，孩子就出門去了。

不要擔心孩子發脾氣，就怕孩子不發脾氣，自己生悶氣，就會傷元氣，傷身體。做父母的一定要懂得攪動孩子的負面情緒，讓孩子被堵的氣釋放出來。這才是正確的選擇。

第十四節　對話憂鬱少年

我每天都要在網路上瀏覽心理問題的文章，看過很多憂鬱朋友發的文章，他們說的話讓我內心感慨萬千。很多鬱友說：我實在是無能為力了，我很勤奮，但是老天總是與我作對。有很多朋友在留言說憂鬱症患者就是慵懶，就是矯情。

看到別人這樣說，憂鬱症患者委屈地說：你冤枉好人，我根本就不懶，相反我很勤奮。其實我想告訴年輕的鬱友們，你確實太懶了。雖然你現在很勤奮，但這是在你出了問題以後。以前的你是怎麼做的呢？你貪圖享樂，缺乏鍥而不捨的耐心，總想一步登天。「生於憂患，死於安樂。」很

第二十一章　實踐與思考

多青少年不明白這句話。小時候被爺爺奶奶、爸爸媽媽寵著,含在嘴裡,捧在手心,在蜜罐裡長大,不知道什麼叫苦。而如今卻要面對殘酷的現實生活,要去吃苦,叫我們情何以堪?

父母要把我們拉出去練一練,到現在生活中去鍛鍊,不可能讓我們天天待在房間裡面玩手機。父母培養我們,就是想要我們成為人之鳳凰,水中蛟龍。父母似乎忘了在我們小時候是怎樣寵愛我們的,沒有教我們面對生活的能力,我們自己更不知道從小磨練自己。所以現在我們沒有抗壓和抗挫能力,稍微遇到一點挫折和壓力,遇到一點點不如意,瞬間就會崩潰。這就是憂鬱症患者所面臨的問題。

也許你會說:過去是父母給我的,是我的原生家庭帶給我的不幸,但是現在我很勤奮、很努力!對,你現在是很勤奮,那是因為你得了憂鬱症,你覺得自己不能適應現實社會,不能適應這個世界,你就像溫室的花朵,放到外面,放在太陽底下,已經感覺到自己適應不了現實,所以你才不得不勤奮,不得不努力,但你只是臨時抱佛腳!

我想告訴大家,這種思維是錯的。今日果昨日因,我們講究因果關係,講究前因後果,你現在的結果,都是你當初種下的因,是你以前好逸惡勞造成的。現在怎麼辦?老師教你一個方法,從現在開始,像越王勾踐一樣,臥薪嘗膽,給自己機會,給自己時間。

我以前受過很多挫折,經歷過很多磨難,甚至也想放棄自己,告別這個世界,但後來我想通了。冬天那麼冷,我照樣下水游泳,就是為了磨練自己的意志,就是要培養吃苦耐勞的精神,提高自己的抗挫能力。大家一定要明白這個道理。

具體如何做?不要急,一步一步來,一口是吃不成胖子的。如果我們以前沒有打好基礎,就像我,如果從未游過泳,沒有持之以恆地鍛鍊自

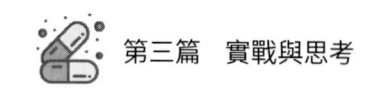

己,今天突然跳到冰冷的水中,大家想想,我能受得了嗎?

亡羊補牢,為時不晚,我們可以從夏天開始,一步一步來,慢慢適應現實環境。不要急於求成,就像爬長城,別人已經爬上了好漢坡,登上了頂峰,你卻在下面望洋興嘆:「我怎麼達不到那個高度?我怎麼趕不上別人啊?」

雖然你在拚命爬,但你肯定趕不上!並不是你不努力,而是現在晚了。就像龜兔賽跑,兔子雖然跑得快,但牠貪圖安逸,躺在那裡睡覺,而烏龜雖然爬得慢,卻以百折不撓的毅力爬到了終點。這時候,兔子一覺醒來,發現烏龜爬到了終點,大吃一驚:不對啊,這怎麼可以呢?看到烏龜振臂高呼:「我成功了!」兔子就失望了,憂鬱了。

朋友們,這個時候,我們應該怎麼辦?任何抱怨都沒用,這次我們輸了,還有下一次呢!下一次我們不能再輸。從現在開始,不要自怨自艾,漸進地去打造自己的意志,像學冬泳一樣,在來年的夏天開始下水。

以前我也怕冷,現在我在寒冷的冬天浸在冰冷刺骨的江水中和大家說話,我的手有凍僵的感覺,但我的心卻熱著。

青少年朋友們,千萬不要放棄自己,不要羨慕別人,也不要抱怨自己現在這個樣子,大不了重新再來!相信自己一定會再次站起來。

第十五節　生於憂患,死於安樂

我從一名嚴重心理問題者成長為幫人化解心理問題的諮商師。透過多年的心理諮商,我深深懂得當代青少年的焦慮,他們的浮躁、他們的無可

第二十一章 實踐與思考

奈何和無能為力。其實他們也想奮起，但當他們一次次吹響衝鋒的號角後，很快卻趴了下來。

家長說孩子不願吃苦耐勞，老師說現在的學生胸無大志，缺乏理想。孩子從小生活在安逸的環境下，像溫室裡的花蕾，像水箱發酵的嫩豆芽，突然間把「他」拉上去，放到社會這個殘酷的環境下，自然會感到弱不禁風，無能為力。

不要以為當代青少年自甘墮落、頹廢。不！他們陷入了嚴重的焦慮，且不可自拔。為了降低焦慮，他們自怨自艾，沉溺於網路，迷戀於虛幻，靠遊戲沖淡煩惱，麻痺神經，打發青春時光。當代青少年「頹廢」問題，絕不是個案，而是普遍存在的。

如何拯救青少年，讓他們振作起來？需要各方面從問題的源頭上去改變，絕不能單靠心理諮商師去化解，去拯救。這些年我跟許多有心理問題的大學生進行過交流，他們也曾經是資優生、天之驕子，可如今他們已經到了強弩之末，再也沒有拚勁了，已經無能為力，按照他們的話說：未老先衰。他們只想停歇下來，因為他們已經身心俱疲，無以為繼。即使他們到了社會上，因為心理素養低下和無抗挫折能力而無法勝任本職工作。

有個跳樓自殺的男孩，我們做過幾次調查，唯一能讓我信服的理由，就是孩子生活太安逸了。以前沒有吃過苦，以後受到一點點現實的打擊，就會受不了，就覺得生無可戀。現在的青少年，尤其叛逆期的孩子，為什麼那麼多人自傷呢？他們怎麼下得了手啊？

我曾經問過這樣的孩子：你幹麼要去割自己？覺得時尚嗎？孩子一臉茫然地看著我，搖搖頭。他說心裡太痛苦，情不自禁地要割自己的肉，這樣做心裡就舒服多了。原來孩子是透過刺激肉體來削減精神的痛苦。空虛無聊，活著如同行屍走肉，沒一點刺激，就想找點刺激。用刀割自己，是

第三篇　實戰與思考

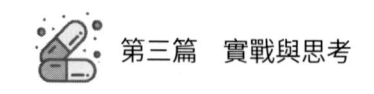

一種最直接、最廉價的刺激，不然就會麻木，活著更痛苦。

當代青少年面臨著很多人生疑難問題，前途迷茫，心裡藏著許多解不開的疙瘩。我每天都會收到各個年齡層次的青少年朋友的求助和詢問，他們人小鬼精，問的都是自己前途的大問題。

一名大三女生告訴我說，她常常會莫名發火，懷疑自己有雙向憂鬱，問我怎麼辦。我告訴她，不要動不動就把自己往憂鬱症裡裝，你沒什麼問題，只是常見的情緒化。因為自我加壓，總是無可奈何，所以才會浮躁。因為你越想獲得成功，就會越害怕失敗，心裡越會躁鬱。

大三女生說，老師說得很對。難道不向自己施加壓力就可以了嗎？有壓力才有動力啊！

我告訴她，適當給自己壓力是對的，但要因人而異。你目前沒有抗壓的能力，包括大多數青少年沒有這個能力。因為你們沒有經歷過人生苦難，不像你父輩那樣經歷過很多挫折。如果貿然向自己施壓，等於往死裡逼自己。就像溫室內的鮮花，如果一下把它放到外面曝晒，去接受風吹雨打，你說它能受得了嗎？

現在的青少年很多已失去生活能力，缺乏學習能力、抗壓和抗挫能力，即能量等級非常低。因為年輕人大都錯失了鍛鍊抗壓的良機，從小被長輩捧在手心，含在嘴裡，在蜜罐裡成長，這是家庭和社會替孩子造成的悲劇，不是孩子個人的問題。

如果現在停電，一天沒有電，我們都會發瘋一樣難受。假如兩天沒電，三天沒電，我們會怎麼樣呢？受得了嗎？即使不崩潰，也會發狂吧？這種難受的心情，跟長期在安逸環境成長的青少年突然面臨嚴峻的社會現實（而且連續幾天，甚至幾個月）的感受是一樣的。

從小經歷過苦難的人，一旦過上了安逸的生活，就會覺得倍加幸福甜蜜。但久而久之，也會飄飄然，也會慢慢變得貪圖安逸，不思進取。處在這種環境下，一定要學會居安思危，不忘對自己加點壓力，變成前進的動力。

但若換成當代青少年，可能就不行。因為他以前沒有經歷過苦難。如果對他施壓或者自我加壓，他就有可能因能力不足導致不好的結果。就像一個三歲的小孩，爸爸走得很快，他也想跟上去，也想對自己施壓，但力不從心。

人都是生於憂患，死於安樂。如何打破這一惡性循環？從現在起，年輕人要樹立崇高的理想，多觀察社會，多歷經苦難，多獻愛心，向積極向上、充滿正能量的人看齊，慢慢遠離安逸的環境，逐步進入現實生活，但不是突然切入！漸漸地你會發現自己的能量或生存的能力變得越來越強大，內心越來越充盈。

第十六節　讓人窒息的溺愛

愛為人帶來歡愉，也會帶來壓力，甚至對人造成窒息。當代中小學教育，最須減的也許不是學生的功課，而是家長的溺愛！

父母為什麼不讓孩子做些力所能及的事？這其實是給孩子最好的減壓方式！你想把孩子當祖宗供起來，你是有目的的，你想讓他為你長臉，為家族爭光。你想設計孩子的人生，你在侵占孩子的獨立思想，左右孩子的人生，架空孩子的靈魂！最後的結局，要麼背叛，要麼隕落。

第三篇　實戰與思考

　　對孩子，該罵就罵，不要凡事不敢觸碰。即使你發自內心的善意讚美，也不要讓孩子識破你的企圖。

　　「不要害怕，不要緊張，注意身體，好好讀書……」這些看似鼓勵關心的話，都會為壓力下的孩子帶來不安，無形中把孩子放到火上烤，讓孩子非常難受。

　　「叫我做點事吧。雖然情感上我不願意，但我會認為你沒有對我施加學習壓力，讓我心裡會好受些。」這是孩子發出的心聲。

　　「不要在乎，考不好算什麼！」言下之意，不就是讓孩子更加在乎？其實，你還是在乎他的成績！

　　「不錯，最近你成績越來越好了！」這些讚美孩子的話，會產生什麼樣的效果？在表揚或讚美對方之前，要考慮自己的策略。當你在表揚孩子的時候，他就會解讀你是不是想騙他？他對你的故意奉承和讚美會多加思考，甚至讓你的好意弄巧成拙。也就是說，很多時候，家長越是說讚美的話、順耳的話，孩子越會解讀家長是「居心不良」，繼而排斥和反感。

　　反而，你罵他，哪怕是罵得很難聽，雖然孩子心裡暫時很難受，但從長遠看，卻有利於孩子的成長。因為刺耳的話讓人生氣，甚至孩子還會恨你，但孩子心裡卻不會添堵。換句話說，孩子對父母的恨要比對自己的恨所致的傷害輕得多。

　　「我都是為你好！」這樣關心愛護孩子的話語，猶如給人溫柔的一刀，讓孩子的憤怒或怨恨無處發洩。本來生氣是好事，至少不會讓壞情緒壓抑在心裡，就像壓力鍋，一旦被堵死氣孔，後果會怎樣？有大智慧的父母會在孩子面前經常犯錯，甚至讓孩子覺得你在無理取鬧，覺得你不可理喻。

　　不難理解，面對一個不講道理的父母，一些孩子，尤其有憂鬱傾向的

第二十一章 實踐與思考

孩子心裡反而會感到更加輕鬆，雖然一時半刻還在生氣，但孩子卻不會往心裡去。因為孩子覺得爸媽不講道理，自認為比父母強，這樣就不會自我攻擊。反之，面對頭頭是道的父母，孩子會感到無所適從。明明知道父母講的都是道理，而且都是為他好，可是他卻很難受，怎麼辦？怪誰呢？怪父母嗎？不！恨誰呢？恨別人嗎？不！只有把怒火攻向自己，燃燒自己。

你指責孩子，比你處處讓著孩子要好得多。雖然孩子會奮起反擊，甚至記恨你，但會激發孩子表達自己的情緒。只有讓孩子怪你，孩子才不會怪自己。只有讓孩子生你的氣，甚至恨你，孩子才不會壓抑自己，生自己的氣。

也就是說，如果父母做得完美無缺，孩子心裡的無名火就無處發洩。只有一次次攻擊自己，恨自己沒用，恨自己對不起愛他、關心他的家人，導致怒火攻心。這是多麼可怕的事！憂鬱症不就是這樣形成的嗎？

當然，仇恨有時也會導致極端行為，比如殺人或者自殺。幾年前，一個考上知名大學不久就自殺的學生，就是為了報復自己的媽媽，就是為了釋放積壓已久的憤怒。

只有真正「無視」孩子的學習和身體等方面的情況，孩子才會自我調動內在動力。因為父母不在乎他的前途，孩子就得自己在乎自己，父母不餵飯給孩子，孩子餓了自己就會吃啊。

父母的過度付出，究竟會對孩子造成什麼樣的傷害？正如朱利老師所說：「現在的孩子真的太難了！孩子寧可父母打兩記耳光，也不想被溫柔地捅一刀。」

是啊，孩子被家長打了，可以喊冤，可以反抗和申辯，而家長的過度遷就和溺愛，會讓孩子心中的委屈無處訴說，無法反抗，只有打落牙齒往

肚裡吞。張某事件後，很多孩子在網路上留言，「控訴」父母的過度付出對自己帶來的種種壓力，愧疚、憂鬱、厭學、厭世。

有人說：「為了孩子可以犧牲一切，這是父母送給孩子最可怕的禮物。」真正的父母之愛，不是對孩子恆久的占有，而是一場得體的退出。

第十七節　如何化解傷害？

那天我被老闆傷害了，老闆說的幾句話讓我感到很難受，心悶得很厲害，心臟跳得很快，似乎要蹦出來，胸膛有一團怒火在燃燒，想冒出來，卻發不出，壓得我難受，歇斯底里地想抓狂。瞬間，有股寒流沿著脊背襲遍全身，通身涼透了，對未來感到非常焦慮。真的是「惡語傷人六月寒」。

過後我撫慰自己：他瞎說，他是糊塗蛋，不要跟他一樣，我是誰呀，我是有志青年，我應高姿態，不應跟這種人計較。或許他對我沒有成見，或許他只是把情緒發給我，認為我人比較老實，會理解人，他知道把情緒發給我比較安全。老闆「無故」罵了我，他自己減壓了，釋放了焦慮，雖然讓我難受，卻成全了我的偉大……我一直這樣安慰自己，但激越的情緒還是不能平復，心火還在燃燒，怒氣還在波瀾起伏。當時甚至有一種想法：跟他拚了！而且這種想法十分強烈。

下午，我找幾個朋友傾訴了一下，雖然對方沒有跟我說多少，就幾句話，但我心裡很熱騰騰。其實他們說的道理跟我想到的是一樣的，可為什麼自己勸自己卻沒用呢？突然我找到了原因。原來我自己都是全身冰涼的，卻用自己冰涼的手去撫慰冰涼的心，有用嗎？只會讓冰涼的心更冰

涼。而我的朋友是用他們溫暖的手撫慰我冰涼的心，所以才讓我的心感到快慰和溫暖。

內心溫暖後，晚上安然入睡，但這件事的後遺症卻延續了好幾天。

老闆說的那句狠話，一直在我耳邊縈繞，包括他說話的表情和當時周圍的環境等畫面還歷歷在目，而且我還常常在腦子裡跟自己說話。我知道這是心裡受傷後的「閃回」現象，就像牛吃飽了草後的反芻。誰叫我的心被傷得很深呢？所以傷口一陣陣發痛。

今天上午偶然看到一個短影片：人品決定幸福。不管別人對我怎麼樣，始終做好自己，堅守做人的品格。心存大愛，對得起良心，無愧於天地，此生無憾。

第十八節　如何對付身邊的小人？

有個職場女人在電話那頭跟我傾訴，哭得很厲害。她說被丈夫騙了，辛辛苦苦在外創業的錢大半被她丈夫揮霍掉了。加上丈夫脾氣不好，經常施暴，導致她離家出走，回到故鄉，一邊工作，一邊帶孩子。現在，丈夫在外面找了「小三」，還帶著孩子，想霸占他們共有的財產，這讓她無法接受，非常痛苦。

她說自己常常會氣得亂發脾氣，捶胸頓足，跟在她身邊的孩子也受到很大影響。媽媽心裡有氣，只能撒在孩子身上。她說自己快要崩潰、快瘋掉了，見到人就想打的感覺。

針對這種怒火焚燒的情緒，怎麼去安撫她？第三者插足，而且還帶著

第三篇　實戰與思考

　　孩子,這叫女主人情何以堪?與丈夫辛辛苦苦築造的家,讓別人占著,實在讓人難以接受。

　　我理解她此時此刻的心情。人遇到煩惱,比如,路上遇到一塊攔路石,往往會產生兩種分歧或兩種態度。

　　一是我得解決這件事後,再去做別的事。我一定要把這個攔路石搬掉,否則我就不吃飯,不睡覺。如果這樣,就會被這個攔路石牢牢困住,就像陷入泥潭不可自拔。雖然嘴裡一次次自我安慰:算了,放過它!但你發現,此時的你欲罷不能,因為你看到這個攔路石已經變得很恐怖了,就像張牙舞爪的攔路虎。此時你眼前呈現的,就像孫悟空火眼金睛下的白骨精,雖然它偽裝成村姑,偽裝成老太太和老大爺,但在你的火眼金睛下都是一個妖怪和惡魔,不除掉它,你心裡實在難安。

　　你看到的景象,就如草木皆兵一樣的泛化或過於敏感化的被害妄想。這很可怕,因為這是一種主觀判斷。相信這種主觀判斷,你就會用「金箍棒」打死它,否則,你怕它會弄死你。這是人的本能。

　　二是看到攔路石,起心動念之間想排除它。但當你發現這個東西很頑固,暫時沒有時間跟它玩,覺得趕路要緊,於是你就不理它了,暫時放了它,迂迴繞過去。事實上,生活中應該允許這樣的障礙物或者小人,因為人生不可能總是平坦的路,要允許有曲折。

　　假如遇到煩心的事怎麼辦?先把煩惱放下,帶著煩惱去工作、去生活,在生活工作中,有條件有機會,再把煩惱之事搞定,這才是正向的心態。

　　很多時候,原先煩惱的事,只要你不跟它糾結,你儘管全心全意投入工作生活,該做什麼就去做什麼,你會發現不知不覺中,原先讓你感到煩惱的攔路石,反而不是你的絆腳石,不是你的煩惱了。當我學會先放過

第二十一章　實踐與思考

它，該幹麼就幹麼，我發現自己的心胸一下子變得豁達起來，它沒有影響我的正常生活和工作，但我應該原諒或喜歡這個小人嗎？當然不是。只不過我先把它放在這，讓它不影響我。

小人僅僅只是讓我感到不爽而已，但它絕對不是我真正的敵人。我真正的敵人不是別人，而是我自己的想法問題，是我狹隘的心胸。

世界本來就應該光怪陸離，多元化，而不是單色調。

生活中要允許有小人，要允許道路有彎彎曲曲，溝溝坎坎，而不總是平平坦坦，一切順順利利。現實中要允許有人蠻不講理，允許有人不通情達理。所以面對小人怎麼辦呢？能搞定就搞定，搞不定就打包，等秋後算帳。就採取這樣的一種態度。

再回到那名女士身上。她一個人帶著小孩讀書，自己又沒有固定工作，每天心情糟糕，亂發脾氣。小孩正在受影響，而且是很大的影響。小孩經常煩躁不安，媽媽把對爸爸的不滿情緒全部轉嫁到孩子身上。孩子怎麼辦呢？孩子很敏感，很脆弱，很可憐，很無辜。

孩子雖然不善於用語言表達，但他會用肢體來表達自己的焦慮情緒，比如瘋狂玩遊戲，撕東西，故意打人……孩子心裡靜不下來，以至於看書、寫作業都沒有耐心，因為一看書腦子裡就想到爸媽，想到爸媽對他帶來的不安和不穩，讓孩子缺乏安全感。只有透過玩遊戲等來降低不安和焦慮，才能轉移注意力。通俗點說，孩子無法用語言來表達，或者說不能跟大人一樣透過吸菸、喝酒、喝茶、跳舞、「三個女人一臺戲」一樣交流，孩子只能透過肢體運動，來表達內心的不安和焦躁。

聽我講到這裡，來訪者說：「我的孩子確實受到了影響。」

我趁熱打鐵問：「那怎麼辦呢？你是要財產，還是要人呢？你是要

第三篇　實戰與思考

出口惡氣，還是要孩子的前途？」來訪者說自己明白了，孩子的前途最重要！

當我遇到了小人，我一次次問自己：你是一天到晚抓著這事不放，還是放過小人？如果你抓著不放，那麼你肚子裡的很多「孩子」，就跟來訪者的孩子一樣受影響。

肚子裡的「孩子」是什麼？當然是我的五臟六腑，我的身體和器官，那些「孩子們」都需要「我」去呵護和去照顧。如果我整天發脾氣，整天跟自己過不去：氣得不吃飯，不上班，一天到晚糾結這件事，跟自己鬥氣，我身邊的人和肚子裡的孩子們肯定會受到影響。

事實上，我的來訪者天天發脾氣，整個家庭成員都跟著不安，都感到焦躁，都不同程度受到影響，正常的生活秩序被她攪亂了。

一個家庭或者一個系統的某個零件出了問題，往往會連累或影響整個系統的和諧。別讓一粒老鼠屎壞了一鍋粥。我們應該及時把它清理，或者把它放在一邊。很多事情不是說你想幹掉就能幹掉它，這個攔路虎我能幹掉嗎？不一定做得了。如果你有能力，就幹掉它；如果幹不掉，還想拚命，就太不划算。即使勢均力敵，那也是殺敵一萬，自傷八千。

就像我的來訪者，她丈夫在外面找女人，她能一次性搞定嗎？如果那麼容易能搞定，她就不會這麼焦慮。所以關鍵不是問題本身，而是她的想法，是她處理問題的思考能力和態度。

遇到攔路石，遇到溝坎，能跨過去，能幹掉就幹掉，幹不掉，暫且讓下它，迂迴繞過，趕路要緊，這才是正確的態度。

如何對待身邊的小人？小人就像小孩，目光短淺，心太小，吃不得虧。雖然力小，卻會死纏爛打，像螞蟥一樣，吸走你身上的血和能量。如何跟

小孩打交道？比如你的孩子說：爸爸，我想把你的頭割下來，讓我玩一下，跟踢足球一樣，好不好？「好啊，爸爸樂意！什麼時候，等我把頭砍下來讓寶貝踢一下，好吧？」

「謝謝爸爸。」小人得到了肯定的回答，高高興興、滿意地走了。至於你答應過的事，其實並不重要。對付小人，就得這樣，千萬不能較真。

無論在職場、機關、工廠，還是在學校，我們總會遇到看不順眼的小人。比如那些溜鬚拍馬的人，主管來了就是羊，主管走了就成了狼。

當然還有很多仗勢欺人、蠻不講理的小人。如果遇到這樣的小人，我很想上前跟他理論一番，甚至跟他打一架，但這樣又覺得不好，或者我沒有這種能力。然後，我就在心裡跟自己打架。這其實是弱者的自慰。

其實，真正的小人不是別人，而是我們自己。走路遇到擋路的瘋狗，身邊碰到不講道理的小人，周圍有看不順眼的人，怎麼辦？你不能排除所有礙眼的人吧？

現實生活中，本來就有很多不講道理、不通情達理、不禮尚往來的小人，你能一一幹掉他們嗎？

我們要允許生活中有小人，允許遇到不講道理，不遵守規則的人。畢竟這只是少部分，不是嗎？

有一失必有一得。小人可能會讓我們在物質利益方面受點損失，但我們的身體和精神上或許會更上一層樓。這可不是用錢可以買來的。

我們不能光從外部環境下手——外求，應該要從自己的內心下手——內求，我們應該要適應現實環境，只要內心有光明，就可以照亮我們的前程。

適應現實環境，適應別人，包容身邊的小人，並不意味著跟他們同流

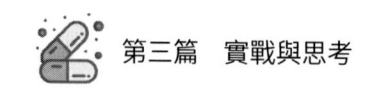

合汙，而是我理解別人，理解身邊的小人。我們可以理解別人，並不等於跟他們一樣。比如我厭惡吸菸喝酒的人，但我可以理解他們，與他們和平共處。

其實，不光君子會遇到小人，小人自己也會遇到小人。而且君子與小人是相互的。有時候我們是君子，有時候自己又不得不扮演小人。

每個人心裡都有一些想法，這些想法也是身不由己的小人。它對我們心知肚明，而我們對它卻不甚了解，因為它看不見，摸不到。小人時常會讓我們感到身不由己，情不自禁。

每個小人都有自己的孩子。或者說，每個小人都會遇到比他更小的小人，而他的孩子也有自己的小人，孩子肚子裡也有自己不聽話的各種想法。所以孩子也會常常感到無聊和莫名的煩惱，感到焦躁和不安。

不光普通人會有小人，心理學家同樣也會經常遇到各種小人，也會升起各種莫名的苦惱和不安。怎麼辦？小人只能由他去，我們趕路要緊。放過小人，笑著生活。

第十九節　讓秋水理論服務更多人

一、關於現代心理學

從馮特（Wundt）建立世界上第一個心理實驗室開始，心理學已飛速發展了100多年，為人類健康和社會進步做出了積極貢獻。以心理介入為主導的臨床心理學正在蓬勃發展，並且風靡全球。然而，由於缺乏強而有

力的本土思想和文化的支持，臨床心理學已顯現營養不良、裹足不前的徵兆。

雖然各種探索方法也在逐步完善，但人類對憂鬱症的認識還遠遠不夠，對憂鬱症的審視，各種思潮在歷史洪流中波瀾四起，人類與其抗爭千年，絞盡腦汁，跌宕起伏的歷程，難以想像。

對心理疾病的研究，無非就是探索其形成的原因，從而制定對因治療方案。原因不同，方法自然不同。對心理問題的研究得出的原因竟然千差萬別，所以古今中外治療的方法也就有千萬種。

縱觀西方醫學和心理學史，實證醫學、實驗心理學幾乎都是建立在症狀或客觀基礎上的學說，也被稱為症狀醫學和現象心理學。

我們知道，心理問題總是以各種心理、生理和行為反應表現出來。同樣的疾病，不同的人、不同的環境，表現出來的現象是不同的。因為盯著客觀存在或現象去研究，西方心理學就出現了對付心理現象或症狀的許許多多的流派或分支。其中廣為流傳的主流學派，有精神分析、人本主義、行為主義、認知學派等等。

在此基礎上，各個流派又開始細分，如催眠療法、沙盤遊戲、系統脫敏療法等症狀性治療的方法應運而生。雖然心理問題會產生各種心理、生理和行為怪異現象，儘管各種對應症狀的療法層出不窮，但都無法自圓其說。

西方精神病理學和西方心理學已無法解釋憂鬱症居高不下猛增的勢頭，越來越多的人開始質疑它的病理學科學性。事實上，西方心理學存在一個致命的軟肋或瓶頸：一萬種心理現象，意味著就有一萬種心理學理論去解釋它們，當心理問題出現的現象越多，理論就會越多，方法越多。

第三篇　實戰與思考

　　這能解決問題嗎？西方心理學是一種應急的辦法，只能解一時之急，不能解決根本問題。根本問題只有一個──人的思想。

　　相比之下，我們的心學依託傳統文化，從思想出發，主張「擒賊擒王」，不針對人身上的病，而是針對生病的人。但傳統文化也是從心理或生理現象出發，順藤摸瓜，由表及裡，抽絲剝繭，去偽存真，找到心理疾病的真正「元凶」。東西方的認識論和哲學思路大同小異，但在方法上迥然相異：西方注重客觀存在，東方側重主觀思想。這也是東西方文化差異的關鍵所在。

二、思維創新與發展

　　2006年開始，我致力於探索一條能從根本上解決憂鬱症的途徑。為此，我吸收國學智慧，借鑑植物生長規律，運用現代心理學和唯物辯證法的思想，在張景暉老師的心理療法基礎上，於2008年創立了「生根、發芽、開花、結果和播種」的秋水理論。

　　秋水理論將巴夫洛夫兩大訊號系統拓展為三大訊號系統，使條件反射的訊號由客觀性深入主觀化，這對研究人的心理和精神變異將會是一個突破。該理論揭示了心理問題發生和演變的規律，對心理疾病的防治有著十分重要的意義。

　　我們認為，心理疾病從開始到發作都要經過與植物生長相似的五個基本環節（生根、發芽、開花、結果、播種）。其中「發芽」是憂鬱問題表象的開始，是以條件刺激為誘因，思想意識和心理陰影共同形成的結果。從「發芽」開始，每一環節的遞進都是以上一級為誘因，思想意識和心理陰影共同作用的結果。

　　如果把心理陰影比作憂鬱的「種子」，「發芽」就是心理「種子」遇到適

宜環境（條件刺激）「破土而出」，也就是觸景生情。「開花」是因為思想意識企圖把「發芽」扼殺在搖籃裡，結果反而讓它越挫越勇。這就是強迫思維。「結果」是因為預測到後果嚴重而拚命掙扎最終導致的行為後果。「播種」是事後回味、自責、騷動、討論、總結、耿耿於懷等導致出現新的心理種子的過程。

心理疾病從「生根──發芽──開花──結果──播種」周而復始地惡性循環。隨著惡性循環的往復發展，心理問題也將變得越來越嚴重。

我們認為，推動心理疾病惡性循環的根本原因，不是現在的客觀刺激，不是過去的心理創傷、心理種子或記憶，也不是什麼慣性思維，而是當下的思想認知。

由於人的思想意識和情感有著不可調和的矛盾，所以兩者在憂鬱發生前、中、後始終犬牙相制，糾纏不休。正是因為這一心理對抗，導致心理疾病步步更新，久治不癒。

未來心理學要走出困境，必須擺脫教條主義的束縛，創立一套立足本土、符合特點的心理學理論。

三、現狀與困惑

我在虛擬和現實世界做了十多年的精神分析，接待過上萬人次的心理垂詢。我聆聽了來訪者的抱怨，也感受到諮商師們的無奈與徬徨。客觀上說，大多數心理諮商師很努力，可效果卻不盡人意。除了個人素養外，我覺得主要原因還是理論和方向問題。

從現有的心理學教材和案例可以看出，基本採用西方模版，很少看到傳統文化的影子。我不否認現代心理學起源於西方，但幾千年的人文歷

史，蘊含著深刻的拯救人類思想靈魂的精神財富。如果我們能汲取精華，去其糟粕，用於心理諮商，效果定不負眾望。

我們需要建立自己的心理文化和心理諮商的理論。我們的心理學教材和心理課程更需要吸收本土元素，而不是去本土化。心理學，只有扎根本土，才能根深葉茂；只有立足本土，才能溝通無限。

四、主流心療

在心理治療方面，西方現代心理學通常採用以下策略。

(一) 從外在現象或客觀環境下手

1. 採用藥物手段，如注射興奮劑或鎮靜劑，遏制症狀。

2. 採用行為手段，如各種轉移注意力的方法，避免發生症狀。

3. 避開傷害性刺激，或逃離容易讓患者受到刺激的時間、地點、人員、環境等場景。

(二) 從無意識和負面情感下手

1. 採用減壓放鬆的方法，釋放負面情緒。

2. 施行催眠、沙盤等手段，追索過去，遙想未來，以求心身療癒。

3. 採用鼓勵、安慰等暗示手段安撫受傷的心。

4. 有的甚至企圖用醫學手段抹除創傷記憶。

5. 採取一些簡單的認知療法。透過講道理的方式，如告訴你認知是如何扭曲的，應該怎麼改過來。

6. 透過森田療法，內觀、正念、禪修等方式，試圖改變扭曲的認知或不良心理。

(三) 療效分析

每個心理治療門派對自己的理論和療法的合理性振振有詞，邏輯上確實也毫無破綻，而且不乏臨床實證，但我不敢苟同。佛洛伊德（Sigmund Freud）認為，心理問題的病根是那些連自己可能都不知道的環境因素，比如原生家庭問題，只有透過催眠或沙盤等手段追溯所謂創傷源頭──客觀刺激，才能達到痊癒的目的。顯然，佛洛伊德片面強調了環境對人的影響，而忽略了人與環境之間存在認知這個中介因素。

許多心理問題，尤其是憂鬱症，之所以成為世界性難題，正是因為研究者和治療師傾向於淺顯的因果關係，不敢挑戰禁區。比如把心理問題歸因於客觀刺激和客觀傷害，只要消除客觀傷害，心理問題就成了無源之水，無本之木。

毋庸置疑，客觀性傷害是心理問題的基礎，心療的所有方法都是因它而誕生。這些客觀刺激，包括早已植入潛意識的創傷性經歷或心理陰影，真的是來訪者的敵人和治療師的標靶嗎？當然不是！它們只是敵人投下的煙幕彈。真正的敵人，藏在神不知鬼不覺的地方嘲笑我們呢！

每個人的症狀都不同，但我們的敵人卻是相同的。是誰把心理種子埋進了我們的潛意識？是誰把不良記憶刻在我們的心底？是顛倒了的思維，是錯誤的思想，是個人的認知態度。來訪者都是在現實中受了傷害，再經過認知加工或扭曲，形成了心理陰影。

問題出在哪裡，治療師就應指向哪裡。為了治好心理疾病，沒有什麼東西文化禁區，更沒有傳統的道德價值觀，一切都是為了來訪者能好起來。如果問題出在思想上，就應該幫助來訪者進行思想批判和自我批判，而不是所謂的「保護」。治病是為了救人，刮骨是為了療傷。刮骨雖痛，

第三篇　實戰與思考

但長痛不如短痛。只要幫助來訪者真正認識自己的問題所在，短暫劇痛又算得了什麼呢？

然而，各種主流心理療法像吃止痛藥一樣，開始讓人覺得有些好轉，但作用卻不能持久。因為沒有觸動患者的病根，反而把病源「保護」起來了。為了維護諮訪關係，明知來訪者的想法有問題，也不敢當面指出來。

心疾者的病根是思想問題，而藥物、暗示、鼓勵、放鬆、人本、精分、森田、傳統認知等主流療法都不能改變人的思想問題。何況這些人大多富於理智的傾向，對事物持懷疑態度，容易接受助長不安的負面暗示，正向暗示反而不容易影響他們。再者，暗示療法用久了，病人因達不到預期的目的，會變得越來越固執，越來越不容易改變自己的錯誤態度。

100多年的臨床實踐證明，基於這種觀點建立起來的各種心理療法，療效並不穩定，復發性極高，故而被患者稱為「頭痛醫頭，腳痛醫腳」的方法。

五、大禹療法

早在5,000多年前，大禹治水的典故就已經揭開了心理治療的全部祕密。越來越多的西方心理學家向東看齊，向古老的東方汲取智慧。榮格（Jung）和墨菲（Murphy）就是其中之一，他們開始對古老的東方傳統文化感興趣，尤其是中國古代老莊的「無為」學說，甚至追溯到更早的上古時期的黃河文化。

「大禹治水」的典故可謂家喻戶曉。遠古的黃河是一條從西部高原流到東邊大海的天然河道。雨季，黃河流域年年鬧水災，百姓苦不堪言。於是堯帝派大臣鯀前去治水。

如何才能有效地防止黃河氾濫成災？鯀想到了，最直接的辦法就是水

來土掩,即從正面攔截黃河,效果立竿見影。這樣治水,雖能暫時遏制洪水,保護下游的百姓,卻為日後的黃河氾濫埋下了極大的隱患。因為黃河被人用大壩攔截,表面上屈服,人們容易被眼前的景象所麻痺,看不到凶兆,過著「安居樂業」的生活。實際上,被攔截的黃河每時每刻都在積蓄勢能,暗藏殺機,最終沖塌堤壩,以排山倒海之勢一瀉千里。面對突如其來的洪水,百姓毫無防備,只能葬身魚腹。

黃河終歸大海,乃大勢所趨,天道所在。任何企圖堵截黃河的做法,只能暫時有效,最終必然無效,而且還會造成不可挽回的人為災難。

不可否認,鯀治水的初衷也是為了保護百姓的利益,也是在施行人道,卻是逆天而行,最終被天道無情地懲罰。鯀因治水不力被處死,並由其兒子大禹接任。禹吸取父親失敗的教訓,順應水的本性,採用「疏而不堵」的治水方略。挖深河床,拓寬河溝,用挖起來的泥沙構築兩岸堤壩,把黃河夾在一條通向大海的安全通道裡任其發洩,卻不致氾濫成災。

經過疏導後的黃河,雖然汛期到來時依然波濤洶湧,令百姓望而生畏,但由於大堤的屏障作用和百姓對洪水危害的警惕性,才有了真正意義上的安全保證。只要在汛期到來之前加固堤壩,一般就能安全度過汛期。從此桀驁不馴的黃河在人類面前變得服服帖帖,百姓安居樂業。

大禹治水的做法既合了黃河東去的天道,又保護了黃河百姓的人道。這才是王者之道。

大禹治水的方略是一種著眼長遠,捨棄眼前利益的逆向思考方式,堪稱古今中外「標本兼治」的成功典範。鯀治水方略是一種急功近利,追求立竿見影的短期效應的順向思考方式,是歷史有名的「治標不治本」的反面教材。

第三篇　實戰與思考

　　大禹治水的故事告訴人們：堵截黃河的做法，實際上是麻痺人心，讓人喪失警惕，最後死無葬身之地；而疏而不堵的做法，為人敲響警鐘，讓人居安思危。

　　治心之道，猶如治水之道。情緒來臨時如滔滔黃河，洶湧澎湃。然而它從「天」而降，從潛意識深處奔瀉而出，無法阻攔，只能從保護自身利益出發，做力所能及的事情，因為洪水無情，會氾濫成災。面臨不良心理，如果任其發展，恣意妄為，就會傷害患者的自尊。所以，既要順從情緒的衝動，又要避免發生災害。怎樣才能避免發生災害？為所當為，轉移注意力。

　　管理情緒，應該學習大禹治水的思想，正確認識情緒，找到它的規律，順應它的脾氣，讓情緒更加順暢地朝著安全理性的通道發洩，絕不從正面堵截潮流，而應從側面採用疏導、迂迴戰術防止其氾濫成災。

　　鯀因為不做調查研究，僅憑個人經驗，貪求眼前效果，不按客觀規律辦事，逆天而行，最終導致災難性後果。而大禹正確認知客觀規律，並順應規律辦事，創下傳世之功。

　　為了獲取第一手資料，掌握黃河水患規律，大禹沿著黃河徒步考察。經過幾年的跋山涉水，從黃河的源頭到黃河入海口，大禹發現地形成西高東低態勢，知道了黃河最終要流入大海的道理，了解到水往低處流的自然規律，認知到黃河之水天上來的天道，總結出「黃河之水天上來，奔流到海不復回」的客觀規律。因此，大禹不敢堵截黃河，而是讓洪水流到它的大海故鄉，最終制定了「疏而不堵」的治水方案。

　　只有從實踐下手，加以分析推理，才能找出事物的發展規律，才能獲得正確的認知，之後順應客觀規律辦事，這才是大禹治水的成功祕訣。但

是自然規律往往不按人的意願行事。黃河漲潮時，滔滔洪水洶湧澎湃，容易氾濫，對沿岸百姓帶來洪災。

怎樣才能真正駕馭黃河，使其馴服？大禹的「順天道、施人道」並不是一味地向大自然低頭，而是順從自然，改造自然的過程，它不是機械的，而是機動靈活的。譬如，遠古黃河流到如今山西和陝西交界的地方，被一座大山擋住去處，河水漫上兩岸，淹沒了上游地區。為了確保把黃河順利地引入大海，大禹帶領民工把河道中的大山劈開，讓黃河暢快地向東流逝。黃河入海是大的自然規律，相比來說，大山擋道，則是小的自然規律。為了服從「黃河入海」這個大自然，就要改造「大山擋道」這個小自然。

大禹治水的方法（我稱之為「大禹療法」），對當今社會心理問題仍然具有極大的現實指導意義。

六、放下是關鍵

在心理介入中，「正確認知」猶如開山挖渠，引水而下；「放下」好似水到渠成，瓜熟蒂落。大勢已定，心理問題不放下也得放下啊！

心理問題者，尤其嚴重心理問題者，大多是一些刨根問底、不到黃河心不死的人。既然如此，心理治療的宗旨，就應該打消他們的疑問，使之清澈見底地看清真相，才能死心塌地地放下執念。

然而，對來訪者而言，「放下」無異於脫胎換骨的重生，而對心理工作者來說，勸人「放下」無異於構築一座浩瀚的靈魂工程。

條條道路通羅馬。你可以繞道南極到達羅馬，也可直飛羅馬。如果這種「放下」需要耗費幾十年，還有什麼現實意義？心理治療的價值和意義，是幫助來訪者儘早結束精神痛苦，而不是讓其苦苦掙扎，更不是靠藥

第三篇　實戰與思考

物和暗示來麻痺其痛苦，使問題久治不癒。因此方向比治療更重要！這些年，各種心療如雨後春筍般層出不窮，但扎根本土的秋水理論不是傳授什麼方法，而是引導來訪者尊重客觀規律，尊重因果關係。

「知己知彼，百戰不殆。不入虎穴，焉得虎子？」不去零距離探測患者思想深處的問題，僅憑幾句話就想勸人放下，無異痴人說夢。常常聽到來訪者說：道理都知道，就是難以做到。因為陷入迷茫，不知路在何方。心理治療的根本，是為來訪者指明道路，並且找到確切的方位，而不僅僅只是方向，更不是講什麼大道理！大道理人人都懂，知而不行，就是沒有了解到，真正懂得了，誰人不行？

七、道法自然

每個人所走的路不同，行走的方法也就不同。所以適合你的方法不一定適合別人。作為心靈導師，就是要幫助來訪者搞清楚問題的真相，而不是解決問題的方法。因為方法只能解燃眉之急，而好的想法能救贖人的靈魂。方法因人而異，思想光芒四射。方法只能奏一時之效，以後還會問題不斷。只有掌握心理規律，才能掌握方向，才能出神入化地創造各種適合自己的方法。這樣的方法，渾然天成。

道理（或道路）決定方法。這就是「道法自然」的詮釋。

八、心病心藥醫

心理輔導師必須從思想高度把問題的原本跟來訪者講清楚，而不是雲裡霧裡的瞎扯。要知道，暗示鼓勵、安慰、催眠、沙盤遊戲等方法只是與來訪者潛意識溝通的一種方式，而不是解決問題的方法。如果只是為了維護與來訪者的關係，一味迎合，即使發現對方想法有問題也不敢當面指出

來，這樣的心理輔導或治療還能指望有實質性效果嗎？

正因為你的掩飾，導致來訪者更加固執己見，病情越發加重；正因為那些隔靴搔癢的方法，導致來訪者延誤了治療，甚至惡化。

秋水理論從思想認知下手，著重解決來訪者的思考方式問題，貫徹學習和思想批判兩條主線。具體來說，幫助來訪者學習有關自己所困擾的心理問題的基本原理和相關社會知識，重建正確的人生觀、價值觀和世界觀，深刻反省和批判固執己見的思想態度和形上學的方法論。

心理輔導師要用開心的言辭、耐心的啟發和深刻的批判，去敲開來訪者的心靈大門，觸及其內心世界，使之明白，昨日因乃今日果，使之看破問題真相，恍然大悟，才會反思過去。只有批判，才能改變內在世界的內容，才能從內心深處挖出病根，才能真正走出重圍。

正人先正己。當你批判他人的同時，也應提高自己的品德修養，把自己打造成一面乾淨平整的鏡子，讓來訪者照見自己問題的真相，最終恍然大悟。

作為本土心理學的一面旗幟，秋水理論與當代心理學的理念迥異。如同中醫不同西醫一樣，中醫和西醫是兩種認知體系。它們的發展目標也不相同，中醫是一種文化，西醫是一種技術，中醫是治療患病的人，西醫是治療人患的病。中醫是整體觀、系統觀，採取的是辨證施治的全面調理方案，西醫頭痛醫頭、腳痛醫腳，採取的是針對病的部分、表象。所以「了解什麼人會得病，比了解得什麼病更重要」。

秋水理論源於中西合璧，古為今用。秋水理論精於道術合一，標本兼治。只有讓來訪者了解問題的真相，弄清其原理，才能對症治療，才能有的放矢，而不再盲人摸象，不再人云亦云。

第三篇　實戰與思考

　　授人以魚，不如授人以漁。秋水理論不是針對外在表象，儘管秋水創立了許多應付心理症狀或現象的有效辦法，但我們也不會推薦大家使用，因為這些所謂的方法和技巧只能奏一時之效，用一次算一次，以後還會問題不斷。秋水理論的宗旨是為來訪者開啟心結，從內心深處挖掘思想病根，吐故納新，讓患者獲得思想和心靈的真正解放，使靈魂脫胎換骨。

　　心靈導師不是替人治軀體病，而是幫人清理心靈汙垢，為黑暗中的人點上明燈，為迷茫中的人指明方向。秋水理論不是給你一條魚吃（如教你某些心理技術），而是教你打魚的技術（學會駕馭病症的本領），讓你自己去捕魚。秋水理論讓你對問題看個一清二楚，讓你掌握問題的全部密碼，以後無須再求任何人教你如何對待之，因為你就是解決問題的專家。

　　秋水理論不從表面去改變，而從產生問題的思想根源去分析。透過深度剖析和無情批判，我們已使許許多多深受口吃、社恐、焦慮、強迫、失眠、憂鬱等折磨的人，徹底擺脫了痛苦並重新站了起來，回歸正常人的生活。這是心理治療史上的一次重大突破，也是秋水理論走向世界和未來的里程碑！

　　憂鬱症之所以難治，是因為它極其隱晦。順向思考難覓其宗，只有獨闢蹊徑的逆向思考，才能看到「柳暗花明又一村」。只要憂鬱症的再生機制還在，憂鬱問題還會死灰復燃。

　　走出憂鬱，不是靠運氣，也不能靠勇氣，靠的是智慧。大道理對患者毫無意義，因為他們比你還懂！只有真正看清憂鬱的真相，才能輕鬆駕馭它。要向生活學習，向領悟者學習，更要向失敗者學習，因為他們都是我們的老師，都是觀照自我的照妖鏡──照出「我」的骯髒靈魂。

　　傳統文化博大精深，蘊含著深刻的拯救人類思想靈魂的智慧，我們應

該從本土文化中汲取智慧。

九、希望寄語

從憂鬱糾纏中解脫後，並不意味著你已獲得了心靈上的新生。其實這僅僅是「頻道切換」：從一個遊戲切換到另一個遊戲，從一個軌道轉入另一個軌道。人生的各種煩惱和困惑依舊接踵而來，這和你在遭受憂鬱煎熬時具有本質上的區別。

過去你的最大煩惱就是憂鬱和它所帶來的痛苦，就像一隻井底之蛙，只能看到一小塊天空，只能看到憂鬱為你帶來的負面影響，你的心靈之窗被矇住了，你看不到外面的世界。當你跳出憂鬱的魔掌後，你會發現外面的世界很精彩，其實外面的世界更無奈！

不如意事常八九，家家都有一本難念的經。

花未全開月未圓，半山微醉盡餘歡。人生苦短，歲月易老。淡泊名利，清心寡慾。認真做事，踏實做人！平常心是道，以一顆遊戲心去應對各種挑戰，以一顆寬厚心去接納失敗，以一顆博愛心去關愛身邊的人，就一定能收穫壯麗的人生！

第三篇　實戰與思考

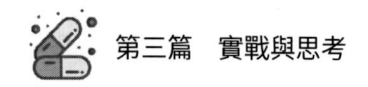

後記

孔子曾說：「君子和而不同，小人同而不和。」憂鬱症之所以久治不癒，大都因為求同所致。只有求和才是走出憂鬱的上策。

流水遇頑石會拐彎，所以河流蜿蜒曲折。人生路上總有許多溝坎，若無法直過，那就繞過，不要硬碰硬。

「抗鬱」路上，汲取《易經》思維，權衡利弊，趨吉避凶。既要直取，也要迂迴智取；既要上善若水，也要道法自然。這是克敵致勝的法寶。

憂鬱症患者活在後悔自責之中。總是後悔自己當時走錯了一步，導致現在步步皆錯。沉溺於後悔，錯過當下，明天又將輪迴。

知恥而後勇，知錯能改，善莫大焉。

自己想通了，氣順了，就會有力氣了，從而輕裝上陣，走出家門，走向遠方，朝著理想出發……

憂鬱症的研究治療屬於一門重點學科，研究者對它的看法迥異。在學術界，現階段心理學和精神病學受西方文化影響很深，對憂鬱症的研究一時很難擺脫西方文化的束縛。

我寫作這本書，旨在開啟破冰之旅，以文化視覺重新審視憂鬱症問題，用經典文化揭開憂鬱症的神祕面紗，為學術界樹立文化自信。

本書的創作主要參考了張景暉、張長江的《口吃的矯治》、巴夫洛夫的《條件反射》（*Conditioned Reflexes*）、史占彪的《心理教練術》和袁運錄的《情緒心理學》。

袁運錄

從陰霾到曙光，憂鬱症案例與思考：
重構認知，重拾生活！從家庭治療到社交焦慮的全面解析

作　　　者：	袁運錄，袁媛
發　行　人：	黃振庭
出　版　者：	崧燁文化事業有限公司
發　行　者：	崧燁文化事業有限公司
E - m a i l：	sonbookservice@gmail.com
粉　絲　頁：	https://www.facebook.com/sonbookss
網　　　址：	https://sonbook.net/
地　　　址：	台北市中正區重慶南路一段61 號8 樓 8F., No.61, Sec. 1, Chongqing S. Rd., Zhongzheng Dist., Taipei City 100, Taiwan
電　　　話：	(02)2370-3310
傳　　　真：	(02)2388-1990
印　　　刷：	京峯數位服務有限公司
律師顧問：	廣華律師事務所 張珮琦律師

-版權聲明-

本書版權為興盛樂所有授權崧燁文化事業有限公司獨家發行電子書及紙本書。若有其他相關權利及授權需求請與本公司聯繫。

未經書面許可，不得複製、發行。

定　　　價：375 元
發行日期：2024 年09 月第一版
◎本書以POD 印製
Design Assets from Freepik.com

國家圖書館出版品預行編目資料

從陰霾到曙光，憂鬱症案例與思考：重構認知，重拾生活！從家庭治療到社交焦慮的全面解析 / 袁運錄，袁媛 著 .-- 第一版 .-- 臺北市：崧燁文化事業有限公司 , 2024.09
面；　公分
POD 版
ISBN 978-626-394-795-5(平裝)
1.CST: 憂鬱症 2.CST: 心理治療 3.CST: 個案研究
415.985　　　　　113012690

電子書購買

爽讀APP　　　臉書